Christine Selius

Gesund und schlank durch
Rohkost

Natürliche Ernährung mit über 80 neuen Rezepten
für köstliche Salate, Gemüse, Brotaufstriche,
Säfte und süße Leckereien

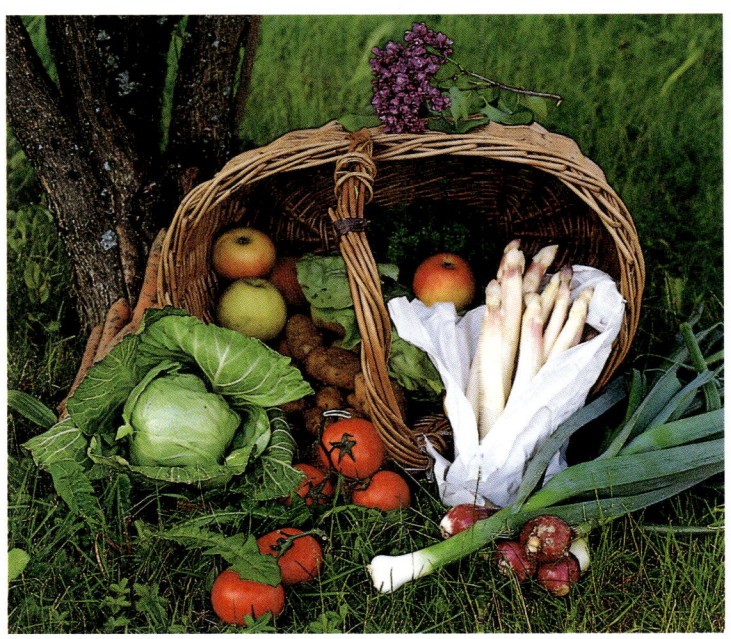

Südwest

Inhalt

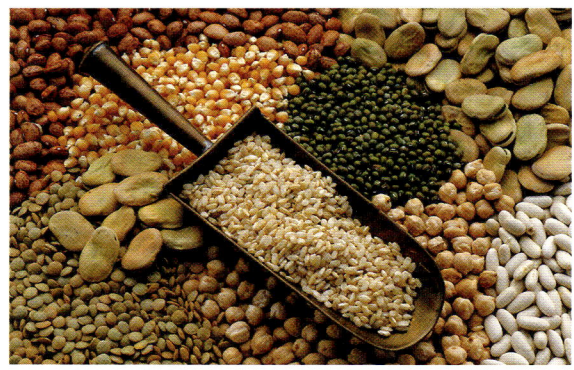

Hülsenfrüchte und Getreide richtig kombiniert liefern hochwertige Eiweiße.

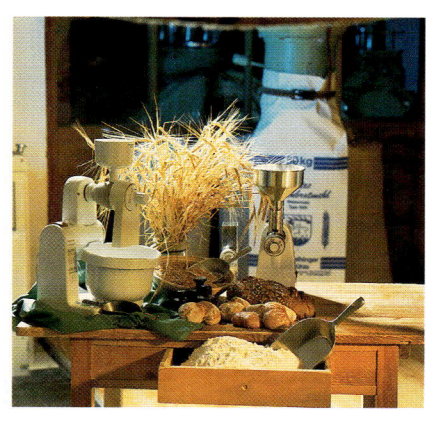

Eine Getreidemühle ist notwendig für jede gesunde Küche.

Rezepte 36

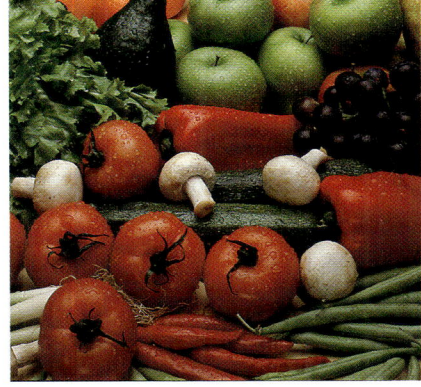

Jedes Gemüse hat spezielle Nährstoffe und Vitamine.

Gegen Müdig- keit bestens ge- eignet: frischer Blattspinat.

Beerenobst als Brotaufstrich oder einfach roh ist eine gesunde Köstlichkeit.

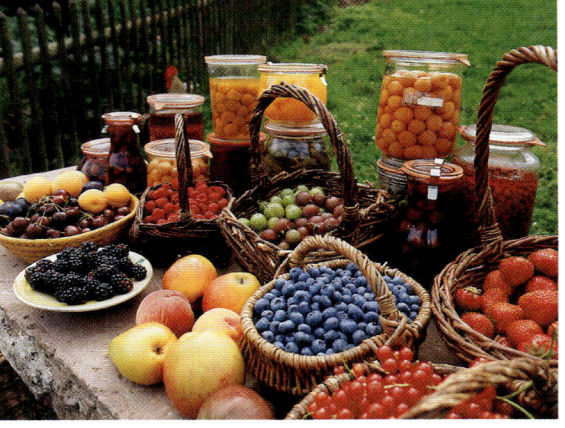

Roh oder gekocht?

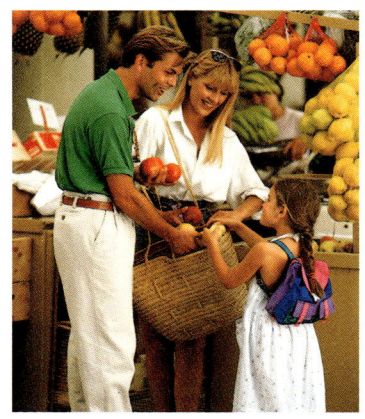

Ob alleine oder mit der ganzen Familie: die Umstellung auf Rohkost als alternative Ernährungsform ist gesund und bringt neue Lebensqualität.

Rohes Obst und Gemüse enthält Vitamine, Mineralien, Spurenelemente und verschiedenste Pflanzenstoffe, deren positive Wirkung auf den Körper erst allmählich von der Forschung entdeckt wird. Mit oft schlechtem Gewissen und mit den besten Vorsätzen essen wir Grillhähnchen und Pommes frites, und sagen uns: Morgen fange ich an, mit einem gesünderen Leben! Wer wirklich anfängt, wird entdecken, dass sich tatsächlich neue Geschmackswelten auftun. Man isst sehr viel Buntes, man muss automatisch gründlich kauen, ist schneller satt, nimmt weniger von der Hauptspeise und kann dadurch ohne Selbstkasteiung sogar Gewicht reduzieren.

Mangelernährung durch zuviel Gekochtes?

Dass wir gekochte Speisen zu uns nehmen, ist ein wichtiger Bestandteil unserer Esskultur, und manche Nahrungsmittel, auch Kartoffeln oder Bohnen, macht man durch Erhitzen überhaupt erst schmackhaft und bekömmlich. Mit erhitzter Kost allein werden jedoch dem Organismus lebenswichtige Nährstoffe vorenthalten oder nur in degenerierter Form zugeführt. Vorzeitiges Altern, Mangelerscheinungen, chronische Müdigkeit und Abgeschlagenheit, eventuell auch chronische Krankheiten sind die Folge.

Vermutlich sind es die sogenannten sekundären Pflanzenstoffe, die unsere Vitalität entscheidend beeinflussen: Inhaltsstoffe in minimaler Konzentration, von den Pflanzen über den Boden aufgenommen oder selbst gebildet, sind für uns Menschen so lebenswichtig wie die Vitamine. Die Wissenschaft macht hier immer neue Entdeckungen. Niemand weiß genau, wie viele dieser Substanzen es überhaupt gibt, vieles ist nach wie vor unerforscht.

Spätestens seit der Entdeckung der sogenannten sekundären Pflanzenstoffe sind sich die Wissenschaftler einig, dass rohe Pflanzenkost ein Nahrungsmittel ist, zu dem es keinen auch nur annähernd gleichwertigen Ersatz gibt.

Man kann jedoch nicht dem Menschen Unbekanntes durch Tabletten oder Präparate ersetzen, so wie das Fehlen von Vitaminen, Mineralstoffen oder Enzymen ausgeglichen werden kann. Der sicherste Weg, einer Mangelernährung und vorzeitigem Altern vorzubeugen, ist und bleibt die Schatzkammer der Natur.

Spürbar vital mit Frischkost

Das Klischee vom griesgrämigen Gesundheitsapostel, der verbissen sein »Hasenfutter« kaut, ist glücklicherweise überholt. Rohkost schmeckt ausgezeichnet, wenn man sie mit Phantasie zubereitet. Und Gekochtes ist nicht schädlich, man sollte nur auf Ausgewogenheit achten.

Es ist nicht nötig, sich zu einer extremen Umstellung und zur äußersten Konsequenz zu zwingen. Das verdirbt einem rasch die Freude am Essen. Freude ist aber die wichtigste Voraussetzung für Gesundheit. Eine langsame Steigerung des Rohkostanteils, das Ausprobieren neuer Rezepte im Freundeskreis und Spaß beim Zubereiten führen viel eher zum Erfolg.

Nicht über 45 °C

Fieber über 43 °C ist für den menschlichen Körper tödlich, weil körpereigene Eiweißverbindungen zerstört und wichtige Stoffwechselenzyme abgetötet werden. Ähnliches geschieht beim Erhitzen von Lebensmitteln. Der Mensch ist jedoch auf noch lebende Enzyme in der Nahrung angewiesen, da der Körper nicht in der Lage ist, alle Enzyme selbst zu produzieren. Je ausgewogener man den täglichen Speiseplan zusammenstellt, desto besser ist das für das Wohlbefinden. Ideal ist es, wenn die tägliche Nahrung zu etwa 50 Prozent aus Rohkost besteht. Es empfiehlt sich außerdem, jede Mahlzeit mit Rohkost zu beginnen, den ersten Appetit mit Frischem zu stillen, und dafür die »Hauptspeise« zu reduzieren.

Viele Obst- und Gemüsesorten, wie Möhren, Himbeeren, Löwenzahnblätter, Spinat oder Knoblauch sind nicht nur Nahrung, sondern auch sanfte Heilmittel. Der Obst- und Gemüsekorb ist Teil der Hausapotheke.

Heilen mit Rohkost

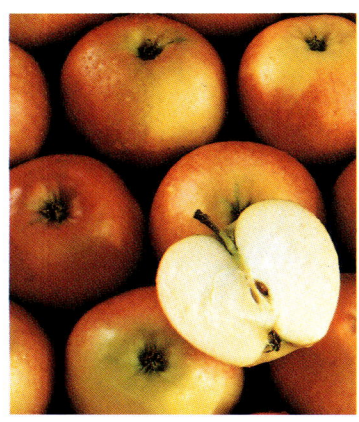

Die vorbeugenden und heilenden Kräfte des ballaststoffreichen Apfels sind bereits seit der Antike bekannt.

Wer sich gesund ernährt, wird seltener krank. Dass ganz gewöhnliches Gemüse, Obst sowie bestimmte Kräuter neben ihrer vorbeugenden auch eine heilende Wirkung haben, ist aufgrund der Errungenschaften der modernen Medizin häufig in Vergessenheit geraten. So gesund Rohkost auch ist: Wer ernsthafte gesundheitliche Störungen hat, muss unbedingt in ärztliche Behandlung.

Rohkost ist bekömmlich

Wer kennt diese Qualen nicht: Man hat Brechdurchfall, auf nichts Appetit, und nichts bleibt im Magen. Was man als erstes wieder behält und verdaut, ist ein geriebener Apfel.

Nicht alle Gemüsesorten sind gleichermaßen bekömmlich: Kohl-, Zwiebel- und Lauchgemüse ist schwerer verdaulich, während Möhren und Äpfel meist sehr gut vertragen werden. Beim Ausprobieren, was einem bekommt und was nicht, sind der Phantasie keine Grenzen gesetzt.

Für die therapeutische Nutzung haben sich Obst- und Gemüsesäfte als sehr günstig erwiesen, weil sie die wichtigen Inhaltsstoffe liefern, schwerverdauliche Pflanzenfasern jedoch abgefiltert wurden.

Gerade in den letzten 100 Jahren haben viele Ernährungsexperten die Wirkungsweise von Rohkost erforscht. Was sie herausfanden, sind keineswegs Wunderheilergeschichten, sondern seriöse Forschungsergebnisse. Damit ist etwas belegt, was der Mensch – freiwillig oder gezwungenermaßen – seit langem praktiziert. Er sucht sich seine Heilmittel in der Natur.

Seriöse Ärzte, keine Wunderheiler

● Pythagoras (um 500 v. Chr.), ein Gelehrter der griechischen Antike, berichtet von einem Krankheitsfall, der nur mit zerstampften rohen Früchten, Honig und Ziegenmilch geheilt wurde.

● Einer der Pioniere auf dem Gebiet der gesunden Ernährung war der Schweizer Arzt Max Bircher-Benner (1867–1939). Er erfuhr zunächst durch Zufall an sich selbst die lindernde Wirkung roher Äpfel, blieb aber skeptisch, auch als er von Pythagoras las. Als er sich keinen Rat mehr wusste, behandelte er eine Patientin, die keinerlei Nahrung mehr behalten konnte und langsam verhungerte, mit leicht bekömmlicher Rohkost. Und es funktionierte. Die Klinik, die Bircher-Benner Ende des vorigen Jahrhunderts in der Schweiz gründete, hat inzwischen Weltruf, die Behandlung mit »lebendiger Nahrung« ist äußerst erfolgreich.

● Auch Albert Schweitzer, der später berühmte Urwalddoktor und Friedensnobelpreisträger, ließ sich von einem Rohkostpionier behandeln. Schweitzer litt an Diabetes mellitus (Zuckerkrankheit) und benötigte große Mengen Insulin. Durch eine spezielle Rohkosttherapie bekam er diese Krankheit in den Griff. Albert Schweitzer blieb gesund und bis ins hohe Alter aktiv. Er starb im 91. Lebensjahr.

● Der Arzt W. Kollath versuchte die Vermutung, dass Zivilisationskrankheiten größtenteils auf Fehlernährung durch industriell verarbeitete oder durch Kochen denaturierte Nahrung zurückgehen, zu beweisen. Er fütterte Tiere mit denaturierter Nahrung und stellte bald Verhaltens- und Gesundheitsstörungen fest, die sich auch durch künstliche Vitamine nicht beseitigen ließen. Nach Fütterung mit Rohkost normalisierte sich der Zustand der Tiere.

Schon zu Anfang unseres Jahrhunderts wiesen Ganzheitsmediziner auf den Zusammenhang zwischen Ernährung und körperlicher wie auch geistiger Gesundheit hin. An erster Stelle einer Werteordnung unserer Nahrung stand für sie die vegetarische Rohkost.

»Lebendige« und »tote« Nahrung

Kollath stellte eine Werteordnung für die Nahrung auf, indem er sie in zwei Gruppen einteilte, in »lebende« und »tote« Nahrung. Zur »lebenden« Nahrung – für ihn die eigentlichen Lebensmittel – gehören völlig unbearbeitete Naturprodukte, wie Obst und Gemüse, aber auch mechanisch (z. B. Butter) oder fermentativ, d.h. durch Gärung veränderte Nahrungsmittel, wie die Milchprodukte Käse und Joghurt sowie milchsauer vergorenes Gemüse. Diese Berichte ernstzunehmender Fachleute wurden nochmals durch jahrelange und seriöse Arbeit vieler Kollegen bestätigt.

Die Nährstoffe in der Rohkostküche

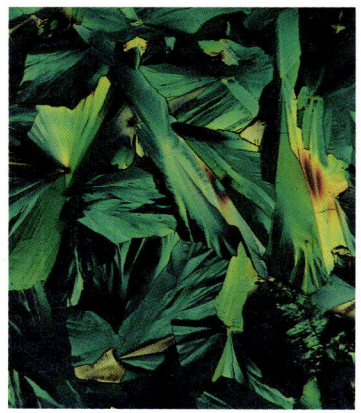

Die Aminosäure L-Zystin – hier in 100facher Vergrößerung – ist Hauptträger des Schwefels im Eiweißmolekül.

Durch ein Überangebot an Nahrungs- und Genussmitteln hat Ernährung zunehmend auch mit Krankheit, genauer mit Zivilisationskrankheiten wie Herz-Kreislauf-Störungen, Diabetes mellitus etc. zu tun. Viele Menschen sind zugleich überernährt bzw. übergewichtig, dabei aber unterversorgt, was lebenswichtige Nähr- und Vitalstoffe angeht. Heute weiß man, dass Diät in vielen Fällen nicht den gewünschten Erfolg bringt. Außerdem sind Diätrezepte oft schwierig zuzubereiten, schlimmstenfalls schmecken die Gerichte auch langweilig. »Leichte Vollwertkost« ist das Zauberwort. Und Rohkost ist ein zentraler Bestandteil dieser Vollwerternährung, zumal sie alle für den Organismus essenziellen Stoffe liefert.

Eiweiß – ein wichtiger Zellbaustein

Der Proteinbedarf eines Erwachsenen beträgt pro Tag etwa 0,8 Gramm pro Kilogramm Körpergewicht. Kinder und Jugendliche benötigen, solange sie sich in der Wachstumsphase befinden, noch wesentlich höhere Mengen an Eiweiß.

Jeder Pflanzen- und Tierorganismus enthält hunderte verschiedener Eiweißmoleküle (Proteine). Es sind Ketten aus den miteinander verknüpften Aminosäuren. Einzelne Abschnitte einer solchen Kette werden Peptide genannt.

- Polypeptide sind lange Kettenstücke, die bis zu 100 Aminosäuren enthalten.
- Oligopeptide sind kürzere Abschnitte, die nur aus wenigen Aminosäuren bestehen.
- Dipeptide bestehen nur aus zwei Aminosäuren.

Jedes Nahrungseiweiß muss in Dipeptide und Aminosäuren aufgespalten werden, damit es aus dem Darm ins Blut aufgenommen (resorbiert) werden und in körpereigenes Eiweiß umgebaut werden kann.

Das »Gesicht« der Zelle

Eiweiße sind der vielseitigste Bestandteil jeder Zelle, je nach Aufbau haben sie die unterschiedlichsten Funktionen im Organismus:

- Als Enzyme ermöglichen sie den Stoffwechsel.
- Als Muskeleiweiß ermöglichen sie die Bewegungen der einzelnen Muskeln.
- Als Antikörper sind sie zuständig für die Abwehr von Infektionen.
- Als Hormone regulieren und übertragen sie Information.
- Als Kollagen geben sie dem Körpergewebe eine feste Struktur.
- Als Fibrin sind sie zuständig für die Blutgerinnung.

So werden die im Darm resorbierten Aminosäuren wieder zu körpereigenen Proteinketten umgebaut. Das Hormon Insulin, das den Zuckerstoffwechsel reguliert, ist z. B. ein Polypeptid aus 51 Aminosäuren.

Essentielle Aminosäuren

Von den etwa 20 Aminosäuren, die für den Aufbau der Körpereiweiße nötig sind, können mehr als die Hälfte vom menschlichen Körper aus anderen Bausteinen zusammengesetzt werden. Acht Aminosäuren kann der Organismus jedoch nicht selbst herstellen, so dass sie von außen mit der Nahrung zugeführt werden müssen. Man bezeichnet sie als essenzielle Aminosäuren. Es sind im einzelnen:

- Isoleucin
- Leucin
- Methionin
- Lysin
- Phenylalanin
- Threonin
- Tryptophan
- Valin

Fehlt auch nur eine dieser essenziellen Aminosäuren, so ist die Herstellung der körpereigenen Proteine beeinträchtigt. Bei längerdauerndem Mangel treten deshalb u. a. Enzym- oder

Neben den essenziellen Aminosäuren kann der Organismus unter bestimmten Bedingungen wie Infektionen und Fieber auch andere Aminosäuren, z. B. Cystein, Thyrosin, Arginin und Glutaminsäure nicht selbst herstellen. Deshalb sollte man bei Krankheit besonders auf ausreichende Eiweißzufuhr achten.

Hormonstörungen auf. Die Proteine tierischer Herkunft liefern alle essenziellen Aminosäuren, die auch zu annähernd 100 Prozent vom menschlichen Organismus verwertet werden. Wer sich dagegen ausschließlich von Pflanzenkost ernährt, muss durch Kombination bestimmter Lebensmittel die Eiweiße »aufwerten«.

Günstig sind z. B. folgende Kombinationen:
- Bohnen, Erbsen und Linsen mit Weizen oder Roggen
- Sojabohnen mit Reis
- Weizen oder Hafer mit Erdnüssen oder Hefeflocken

Die Mischung macht's

Was die Eiweißzufuhr betrifft, so ist vegetarische Kost der normalen Mischkost vollkommen adäquat, sofern man diese Kombinationen berücksichtigt. Wer den Rohkostanteil in der täglichen Nahrung erhöht, muss nicht sofort und zwangsläufig zum Vegetarier werden. Vernünftig wäre es, den Fleischkonsum auf etwa zwei Portionen pro Woche einzuschränken.

Bei Menschen, die sich ausschließlich von Pflanzenkost ernähren, besteht die Gefahr von Mangelerscheinungen. Es ist jedoch durchaus möglich, ganz auf tierische Produkte zu verzichten. Bohnen, insbesondere Sojabohnen, sowie Nüsse sollten jedoch bei rein pflanzlicher Ernährung nie fehlen, da sie wichtige essenzielle Aminosäuren enthalten.

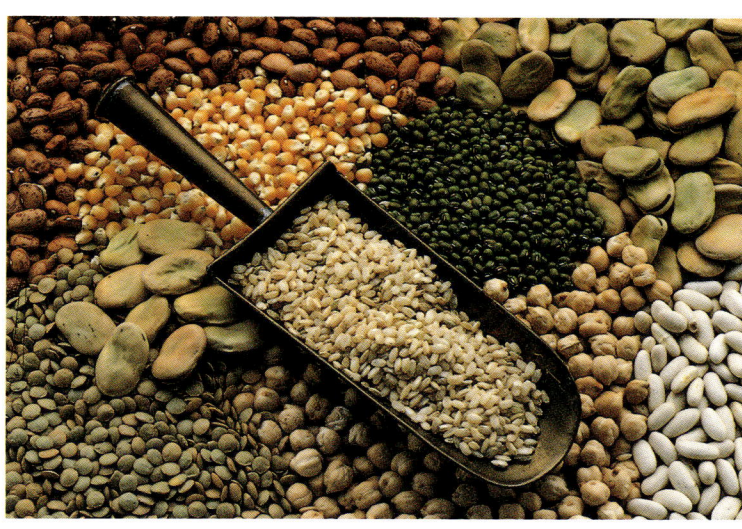

Viele Hülsenfrüchte, Samen und Getreide beinhalten pflanzliche Eiweiße, die für den menschlichen Körper lebensnotwendig sind.

Das sichert die Zufuhr an essenziellen Aminosäuren auch bei Menschen, die beruflich stark beansprucht sind und sich ihr Essen nicht jeden Tag nach strengen Kriterien zusammenstellen können. Wer Fleisch in vernünftigen und nur kleinen Mengen verzehrt, belastet seinen Körper weniger mit tierischen Fetten. Der auf ein enormes Maß angestiegene Fleisch- und Wurstkonsum bei gleichzeitig immer weniger Bewegung ist einer der Gründe dafür, dass immer mehr Menschen an Übergewicht und Stoffwechselstörungen leiden. Eine abwechslungsreiche Ernährung mit hohem Rohkostanteil sorgt für die richtige und ausgewogene Versorgung.

Nüsse, Samen, Getreide und Hülsenfrüchte

Ein Gramm Nahrungseiweiß, egal ob pflanzlicher oder tierischer Herkunft, enthält 17 Kilojoule (= 4,1 Kilokalorien).
Die folgenden Lebensmittel eignen sich hervorragend zur Rohkost und sind reich an pflanzlichem Eiweiß:
● Nüsse: 14 bis 26 Prozent Protein
● Sesam-, Mohnsamen, Sonnenblumen-, Kürbiskerne: 18 bis 22 Prozent Protein
● Getreidekeimlinge: 8 bis 27 Prozent Protein
● Bohnenkeimlinge: 20 bis 38 Prozent Protein

Die Vorzüge der Vorzugsmilch

Milch liefert wichtige Vitamine, Mineralstoffe sowie fast alle essenziellen Aminosäuren. Als Städter bekommt man nur selten die wertvolle naturbelassene Milch. Meist ist sie durch Erhitzen haltbar gemacht.
Nach der Art der Verarbeitung unterscheidet man verschiedene Milchsorten:
● Rohmilch ist unbehandelte Milch direkt vom Bauern. Man sollte sich vergewissern, dass sie aus amtlich geprüften Betrieben kommt und keine Krankheitserreger enthält.

Milch ist mit einem Gramm pro Liter das kalziumreichste Lebensmittel überhaupt. Zur Vorbeugung von Osteoporose oder anderen Kalziummangel-erscheinungen ist sie deshalb geradezu ideal.

- Vorzugsmilch ist eine Rohmilch und wie diese naturbelassen. Sie stammt von tuberkulosefreien Kühen und unterliegt strengsten Hygienekontrollen. Sie darf z.B. keine Kolibakterien enthalten und eine bestimmte natürliche Keimzahl pro 100 Milliliter nicht überschreiten.
- Pasteurisierte Milch wird für kurze Zeit auf 70 bis 75 °C erhitzt. Dadurch werden gefährliche Krankheitskeime (z.B. Tuberkuloseerreger), aber auch wichtige Inhaltsstoffe abgetötet. Im Gegensatz zur Rohmilch ist pasteurisierte Milch einige Tage haltbar.
- H-Milch (ultrahocherhitzt) wird für einige Sekunden auf 130 bis 150 °C erhitzt und damit haltbar gemacht.
- Sterilisierte Milch wird bis zu 30 Minuten lang gekocht. Sowohl sterilisierte Milch als auch H-Milch sollte man in der Rohkostküche vermeiden.

Milchprodukte

Milchprodukte erhält man auf verschiedene Art und Weise:
- Butter und Sahne entstehen durch mechanische Bearbeitung der Milch.
- Joghurt, Kefir, Quark oder Käse entstehen durch Fermentierung.
- Bei der Verwendung von Joghurt sollte man darauf achten, dass er möglichst viel L(+)-rechtsdrehende Milchsäure enthält. Bioghurt und Sanoghurt sind besonders reich an dieser Milchsäure, die vom menschlichen Verdauungssystem am besten und schnellsten verwertet werden kann. Aber auch herkömmliche Joghurts, Dickmilch und Kefir enthalten L(+)-rechtsdrehende Milchsäure. Die meisten Molkereien liefern inzwischen entsprechende Informationen auf dem Becher.
- Viele Menschen reagieren allergisch auf Milchzucker (Laktose) in der Kuhmilch, vertragen jedoch milchsaure Produkte wie Joghurt oder Quark sehr gut. Milch und Milchprodukte sind ein wichtiger Bestandteil der Rohkostküche.

Fermentierte Milchprodukte sind, wie die Milch selbst, sehr reich an Kalzium. Außerdem werden sie auch von Menschen mit angeborener Milchunverträglichkeit (Laktosemangel) meist gut vertragen, weil die zur Herstellung von Sauermilch benutzten Keime auch noch im menschlichen Körper Milchzucker abbauen und damit das fehlende Enzym ersetzen können.

Das pflanzliche Eiweiß von Nüssen und Getreide, z.B. im Frühstücksmüsli, wird durch etwas Sahne oder Joghurt noch wertvoller, der Organismus auf diese Weise mit wichtigen essenziellen Aminosäuren versorgt.

Fett – konzentrierte Energie

Fette haben einen sehr hohen Brennwert: 1 Gramm liefert 38 Kilojoule (= 9,3 Kilokalorien). Außerdem sind sie unentbehrlich zur Verwertung der fettlöslichen Vitamine F, A, D, E und K. Mit steigendem Lebensstandard hat der Fettverbrauch enorm zugenommen, ein lebenswichtiger Nährstoff ist zu Unrecht in Verruf gekommen.

Durch zahlreiche Untersuchungen ist belegt, dass ein zu hoher Fettverzehr der wichtigste Grund für Übergewicht sowie für Herz-, Gefäß- und Stoffwechselerkrankungen ist.

Was sind essenzielle Fettsäuren?

Fette bestehen aus den beiden Grundstoffen Glyzerin und Fettsäuren. Man unterscheidet zwischen gesättigten und einfach oder mehrfach ungesättigten Fettsäuren.

● Der menschliche Organismus kann gesättigte und einfach ungesättigte Fettsäuren selbst aus anderen Bausteinen zusammensetzen. Vor allem tierische Produkte (Fleisch, Käse, Eier) sind reich an diesen Fettsäuren.

● Nur die mehrfach ungesättigten Fettsäuren Linol-, Linolen- und Arachidonsäure kann der Körper nicht selbst bilden. Sie müssen von außen mit der Nahrung zugeführt werden. Man bezeichnet sie auch als essenzielle Fettsäuren. Besonders reich enthalten sind sie in Soja-, Maiskeim-, Sonnenblumen-, Distel- und Kürbiskernöl.

Bitte beachten Sie beim Kauf von Pflanzenöl, dass es kaltgepresst ist. Konventionell hergestellte Öle werden unter Einsatz von chemischen Substanzen ausgefällt, geestert, hydriert, gebleicht und oft mit chemischen Zusätzen haltbar gemacht. Öl sollte aus klassischen Ölfrüchten wie Sonnenblumenkernen, Oliven, Leinsaat, Weizenkeimen, Nüssen und Mandeln hergestellt sein.

Das Problem des Fettkonsums liegt nicht nur in der Menge, sondern auch in der Zusammensetzung und Qualität der aufgenommenen Fette. Die Tatsache, dass in den Mittelmeerländern koronare Herzerkrankungen trotz des hohen Fettkonsums seltener sind als bei uns, wird auch dadurch erklärt, dass in diesen Ländern zur Nahrungszubereitung hauptsächlich Olivenöl verwendet wird, das reich an ungesättigten Fettsäuren, wie der Ölsäure, ist.

Pflanzenöle wie kaltgepresstes Olivenöl enthalten essenzielle und damit lebenswichtige Fettsäuren, die dauerhaft vor Krankheiten und Leistungsabfall schützen.

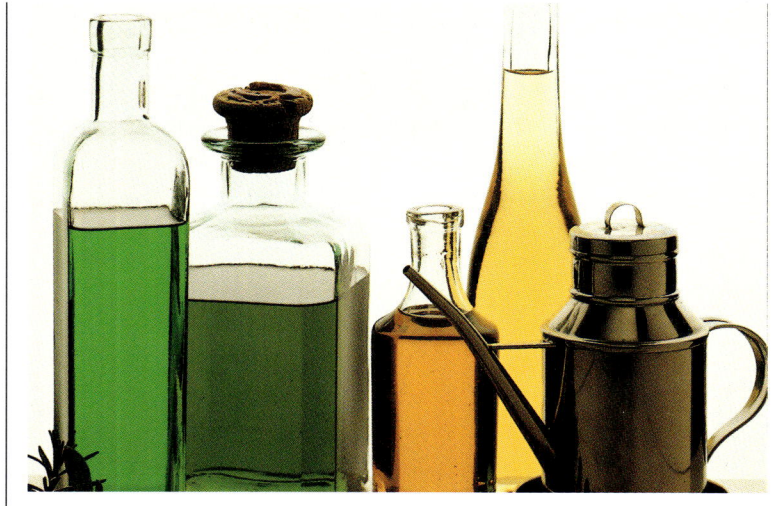

Bei Mischölen, die einfach »Salatöl« oder »Pflanzenöl« heißen, ist meist nicht erkennbar, aus welchen Ölfrüchten sie auf welche Weise gewonnen wurden.

Auf die »Verpackung« kommt es an

Tierische Fette enthalten meist 50 Prozent gesättigte Fettsäuren; Pflanzenöle bestehen zu ungefähr 80 Prozent aus den wertvollen ungesättigten Fettsäuren.

Wenn die Rohkost fester Bestandteil im täglichen Speiseplan ist, wird der quälende Blick auf die Kalorientabelle überflüssig. Das hat verschiedene Gründe:

● Rohkost liefert Fette nicht in konzentrierter und isolierter Form, sondern in einer gesunden »Verpackung« aus Ballaststoffen, Vitaminen, Mineralstoffen und Spurenelementen.

● Rohkosternährung ist praktisch frei von den schädlichen versteckten Fetten, wie sie z. B. in Wurst, Kartoffelchips oder Fertiggebäck enthalten sind. Eine Bratwurst enthält ca. 35 Gramm reines Fett!

● Auch das vielfach gescholtene Cholesterin in der Butter, einem naturbelassenen, gut verträglichen und eigentlich sehr gesunden Fett, kann in der Rohkosternährung in Maßen enthalten sein, ohne dass es den Fettstoffwechsel schädigt.

Kohlenhydrate – mehr als nur Zucker

Kohlenhydrate sind Nährstoffe, die überwiegend in Pflanzen vorkommen. Die große Gruppe der Kohlenhydrate umfasst Einfach- und Zweifachzucker (Mono- und Disaccharide), die komplexeren Mehrfachzucker (Polysaccharide) sowie die sogenannten Ballaststoffe.

Ein wichtiger und schneller Energielieferant

Der kleinste Baustein der Kohlenhydrate ist der einfache Zucker, z.B. in Form von Trauben- oder Fruchtzucker. 1 Gramm liefert 17 Kilojoule Energie (= 4,1 Kilokalorien). Werden die Zuckermoleküle nicht sofort von den Zellen verbraucht, so gelangen sie auf dem Blutweg in die Leber und werden dort in Energiespeicher (Glykogen) umgebaut. Sind auch die Speicher voll, wird überschüssiger Zucker in Fett umgewandelt und im Gewebe in Form von Fettpolstern gelagert. Durch Fehlernährung sind auch die Kohlenhydrate, ein lebenswichtiger Energielieferant, in Verruf gekommen.

Isolierter weißer Zucker erhöht nicht nur die Kariesgefahr, indem er Bakterien im Mund einen idealen Nährboden bietet – er ist auch ein Vitamin-B-Räuber, da er selbst keine Vitamine enthält, beim Abbau von Zucker jedoch besonders Vitamine des B-Komplexes verbraucht werden.

Mehrfachzucker und Ballaststoffe

Obwohl alle verwertbaren Kohlenhydrate als Einfachzucker ins Blut gelangen, macht es einen großen Unterschied, in welcher Form man sie zu sich nimmt. Für den Organismus ist es wesentlich günstiger, langkettige Mehrfachzucker in Form von Vollkornprodukten und Gemüse zu sich zu nehmen, als einfachen und sofort verwertbaren Zucker in Form von Schokolade oder Süßigkeiten zu essen. Das hat verschiedene Gründe:

● Langkettige Kohlenhydrate werden im Darm nur langsam in Einfachzucker zerlegt. Der Zucker gelangt also in kleinen Portionen kontinuierlich ins Blut und sorgt für regelmäßige Energiezufuhr. Anders als beim Verzehr von Einfachzucker kommt es dabei nicht zu Versorgungsspitzen oder extremen Schwankungen im Blutzuckerspiegel. Das Gefühl der Sättigung hält länger an.

● Die langkettigen Mehrfachzucker liefern wichtige Verdauungsenzyme und Vitamine gleich mit. Anders als die isolierten Einfachzucker sorgen sie für einen physiologischen und gesunden Stoffwechsel, der wie bei einer Chemiefabrik in genauen Regelkreisen abläuft.

Welche Süße in der Rohkostküche?

Es empfiehlt sich, den Verzehr von Süßmitteln jeglicher Art einzuschränken, oder sie zumindestens nicht pur zu verwenden, da auch Honig – so wertvoll er auch ist – Karies erzeugen kann.

Ob Sirup, Honig oder Fruchtkonzentrat, am besten verwendet man in der Rohkostküche die sogenannten natürlichen Süßungsmittel. Auch hinter Namen wie Glukose, Dextrose, Fruktose oder Maltose verbirgt sich ganz normaler Einfachzucker. In den Rezepten der Großmütter wird oft das Aroma einer Salatsauce durch eine Prise Zucker abgerundet, gemildert oder hervorgehoben. Wer sich ansonsten vernünftig ernährt, wird Zucker in so kleinen Mengen ohne gesundheitlichen Schaden verkraften. Folgende Süßungsmittel bieten einen vollwertigen Zuckerersatz:

● Ahornsirup wird aus dem Saft der Ahornbäume gewonnen. Er schmeckt sehr fein und nussig und enthält wichtige Mineralstoffe und Spurenelemente.

● Apfel- oder Birnendicksaft wird aus dem jeweiligen Fruchtsaft eingekocht. Er enthält nur noch wenige Vitamine, dafür viele Mineralstoffe. Und er schmeckt wunderbar fruchtig.

● Honig enthält neben Vitaminen und Mineralstoffen auch wertvolle Enzyme. Er ist ein Naturprodukt, sofern er kaltgeschleudert wurde und nicht von Bienen stammt, die mit künstlicher Zuckerlösung gefüttert wurden. Es gibt viele unterschiedliche und sehr aromatische Geschmacksrichtungen, z. B. Akazien-, Klee-, Linden- oder Waldhonig.

● Zuckerrübensirup und brauner Zucker haben einen höheren Mineralstoffanteil als weißer Haushaltszucker.

Vitamine, Mineralstoffe, Spurenelemente

Vitamine

Für die Erhaltung der Lebensfunktionen sind Vitamine unentbehrlich. In kleinsten Mengen steuern sie Stoffwechselvorgänge oder wirken als Schutzstoffe. Weil der menschliche Organismus sie nicht selbst herstellen kann, müssen sie mit der täglichen Nahrung zugeführt werden. Man unterscheidet zwischen fettlöslichen und wasserlöslichen Vitaminen.

● Fettlöslich sind die Vitamine F, A, D, E und K.

● Wasserlöslich sind die Vitamine der B-Gruppe und das Vitamin C.

Bestimmte Vitamine müssen in einer zunächst unwirksamen Vorstufe zugeführt werden, die erst im Körper in das eigentliche Vitamin umgebaut wird. Man spricht bei diesen Vorstufen von Provitaminen. Das Beta-Karotin von Möhren ist ein solches Provitamin: Es liefert die Vorstufe von Vitamin A.

Werden Vitamine in Form von Tabletten aufgenommen, besteht insbesondere bei den fettlöslichen Vitaminen A, D und E die Gefahr einer Überdosierung, die nicht unerhebliche Nebenwirkungen haben kann. Ein weiteres Argument für die Rohkost: Bei einer Ernährung mit naturbelassenen Lebensmitteln ist eine schädliche Überversorgung mit Vitaminen genauso wie eine Unterversorgung praktisch unmöglich.

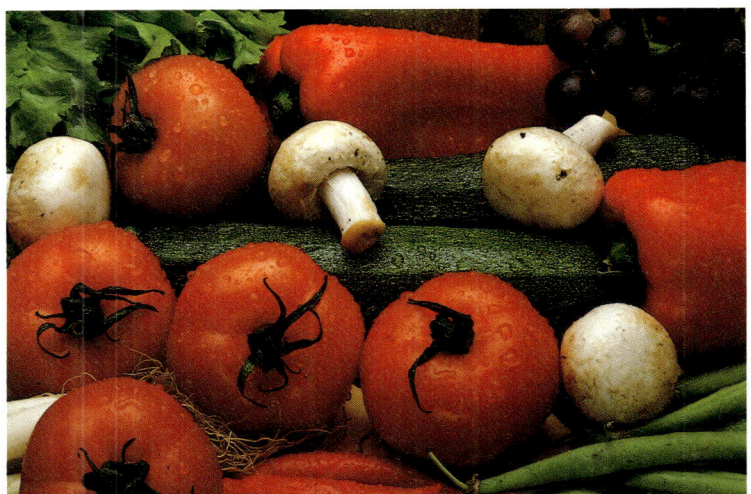

Unsere Natur ist reich an lebensnotwendigen Bausteinen, auf die gerade der moderne Mensch verstärkt wieder zurückgreifen sollte.

Mineralstoffe

Die Mineralstoffe Kalzium, Phosphor, Natrium, Chlorid, Kalium und Magnesium erfüllen im Organismus verschiedene Funktionen:

● Sie sind wichtige Bausteine für Knochen und Zähne.

● Sie wirken wie die Vitamine als Enzyme und Katalysatoren und regulieren biologische Vorgänge im Körper.

● Als gelöste Salze beeinflussen sie den Stoffwechsel in jeder einzelnen Körperzelle.

Spurenelemente

Spurenelemente sind Mineralstoffe, die jedoch in kleinsten Mengen im menschlichen Körper vorkommen. Sie sind Bestandteile von Enzymen und Hormonen und für den normalen Ablauf biochemischer Vorgänge notwendig. Lebenswichtig sind die Spurenstoffe Chrom, Eisen, Fluor, Jod, Kobalt, Kupfer, Mangan, Molybdän, Selen und Zink. Sie haben z.B. folgende Aufgaben:

● Chrom ist notwendig für den Kohlenhydratstoffwechel, für das Reaktionsvermögen, für Konzentration und Ausgeglichenheit.

● Eisen wird benötigt für den Sauerstofftransport im Blut, für das Immunsystem, den Hormonstoffwechsel, für die Herz- und Kreislauftätigkeit.

● Jod spielt eine wichtige Rolle beim Aufbau der Schilddrüsenhormone.

● Selen verhindert Zell- und Gewebeschäden. Es ist wichtig für das Immunsystem, für die Sauerstoffversorgung jeder Zelle und für die Zeugungskraft.

● Zink ist Bestandteil einer Vielzahl von Enzymen und dadurch von größter Bedeutung für den gesamten Stoffwechsel. Es ist wichtig für die Wundheilung und das Immunsystem, es beeinflusst den Hormonhaushalt und stärkt die Sehkraft.

Da die Mineralstoffe im Körper in einem ganz bestimmten Mengenverhältnis zueinander stehen, ist es weit sinnvoller, Mineralstoffe aus natürlichen Quellen, wie Gemüse, Getreide und Milch aufzunehmen, als durch spezielle Präparate, die das natürliche Gleichgewicht stören können.

Die industrielle Verarbeitung der Lebensmittel beeinflusst den Gehalt an Spurenelementen ganz massiv. So enthält z.B. Naturreis 15-mal mehr Selen als geschälter, weißer Reis.

Sekundäre Pflanzenstoffe

Über die vielfältigen positiven Eigenschaften der Vitamine wurde in den letzten Jahren ausführlich in den Medien berichtet. Der Verzehr von frischem Gemüse, so belegen auch Forschungsergebnisse, schützt vor Herz-Kreislauf-Krankheiten, möglicherweise sogar vor Krebs. Einen besonders guten Ruf haben die grünen und gelben Gemüsesorten, die reich an Vitamin E und Beta-Karotin sind. Wissenschaftler in Finnland machten die Probe aufs Exempel: Sie verabreichten Rauchern in regelmäßigen Abständen Beta-Karotin kombiniert mit Vitamin E, jedoch nicht in der »natürlichen Verpackung« als Gemüse, sondern in isolierter Form als Vitaminpräparate. Der Schutzeffekt blieb aus: Auch nach jahrelanger Einnahme konnte man die Häufigkeit von Lungenkrebs nicht senken. Anders bei der Rauchergruppe, die dieselbe Vitamindosis in Form von frischem Obst und Gemüse erhalten hatte: Hier war die Krebsrate deutlich niedriger. Das Ergebnis interpretierte man dahingehend, dass neben den Vitaminen auch die sogenannten sekundären Pflanzenstoffe für unsere Gesundheit von entscheidender Bedeutung sind.

Welches sind die sekundären Pflanzenstoffe?

Mit dem Begriff »sekundär« ist schon angedeutet, dass diese Stoffe – ihre Zahl wird auf mehrere tausend geschätzt – von der Wissenschaft eher stiefmütterlich behandelt wurden. Sie sind oft nur in geringster Dosierung in Obst und Gemüse enthalten und dienen z. B. zur Abwehr von Schädlingen und Krankheiten, zur Wachstumsregulierung oder als Farbstoffe. Wichtige sekundäre Pflanzenstoffe sind:

- Chlorophyll
- Glukosinolate
- Karotinoide
- Phytoöstrogene
- Phytosterine
- Polyphenole
- Saponine
- Sulfide
- Terpene

Die Glukosinolate (in Kohlgemüse) und die Phytoöstrogene (in Sojabohnen und Vollkornprodukten) sollen vor Tumorerkrankungen schützen. Manche der sekundären Pflanzenstoffe wirken auch als Verstärker: So steigern Flavonoide (= Polyphenole) die Wirkung von Vitamin C auf das 50fache.

Das als »französisches Paradox« bezeichnete Phänomen, dass in Frankreich deutlich weniger Menschen von Herzinfarkt und Arteriosklerose betroffen sind, obwohl sie sich, was die tägliche Fettzufuhr und den Nikotinkonsum betrifft, von den Bewohnern anderer Industriestaaten nicht unterscheiden, wird mit ihrem relativ hohen Konsum an Rotwein erklärt, in dem Flavonoide enthalten sind, die eine schützende Wirkung haben.

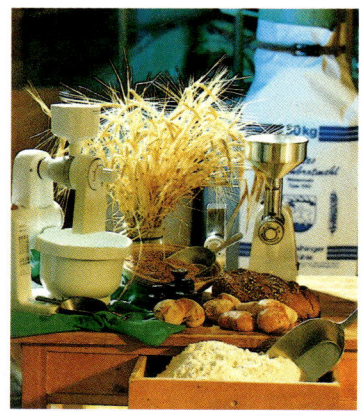

Das Mahlen und Schroten von frischem Getreide gehört in jeder Rohkostküche dazu, denn so mancher gesunde Nährstoff bleibt dem Menschen ansonsten vorenthalten.

Gutes Handwerkszeug ist die Voraussetzung dafür, dass Sie Ihre Kenntnisse über gesunde Ernährung in die Tat umsetzen können. Unverzichtbar ist in jedem Fall eine kleine Handmühle, mit der Sie Ihr Getreide täglich frisch schroten können.

Praktische Tips vor dem Start

Verwenden Sie möglichst Obst, Gemüse und Getreide aus biologischem Anbau. Mit Begriffen wie »Bio« und »Öko« wurde in den letzten Jahren viel Missbrauch getrieben, und der Verbraucher ist zu Recht misstrauisch geworden. Versichern Sie sich beim Händler ihres Vertrauens, woher seine Produkte stammen. Bestimmte Gütesiegel sind geschützt und garantieren kontrolliert biologischen Landbau.

Es ist nicht nötig, die Küche mit teuren Maschinen aufzurüsten. Man kann sich die Zubereitung von Rohkost schon durch ein paar einfache Geräte erleichtern.

Nützliche Küchengeräte

Schroten und Würzen

● Zum Schroten kleinerer Mengen Getreide, z.B. für das tägliche Frischkornmüsli, genügt eine Handmühle, am besten mit Steinmahlwerk, bzw. ein entsprechendes Zusatzgerät auf der Küchenmaschine.

● Mit einer Pfeffermühle haben Sie jederzeit frischgemahlenen Pfeffer.

● Frische Küchenkräuter zerkleinert man am besten mit einem Wiegemesser.

● Samengewürze wie Fenchel, Anis oder Kümmel zerstoßen Sie schonend mit einem Mörser.

● Mit einer Knoblauchpresse zerkleinert man größere Mengen Knoblauch. Für wenige Knoblauchzehen reicht ein Messer, mit dem sie die Zehen auf einem Brett zerdrücken.

Schälen, Waschen und Zerkleinern

● Mit einer Salatschleuder trocknet man den gewaschenen Blattsalat. Bevor es dieses praktische Gerät gab, legten die Hausfrauen die nassen Blätter in ein großes, trockenes Baumwolltuch, verknoteten diagonal die Enden, gingen damit in den Garten und schleuderten das Wasser aus.

● Um möglichst wenig von der kostbaren Obst- oder Gemüseschale zu entfernen, sollte man die sogenannten Sparschäler bevorzugen. Wenn Sie Obst und Gemüse aus biologischem Anbau verwenden, genügt zur Reinigung auch eine Gemüsebürste, mit der Sie unmittelbar vor der Verwendung Ihr Gemüse kurz und gründlich unter laufendem Wasser abbürsten.

Wichtigstes Küchenutensil – ein scharfes Messer

● Scharfe Messer in verschiedenen Größen gehören zur Grundausstattung der guten Küche. Mit gutem Werkzeug geht nicht nur die Arbeit leichter von der Hand, das Gemüse wird auch schonend zerkleinert, die Schnittstellen sind glatt, sie oxidieren weniger schnell, und es gehen weniger Vitalstoffe verloren.

● Große Unterlagen aus Buchenholz, hellem Kunststoff oder Stein (Stein macht allerdings die Messer stumpf!) geben Bewegungsfreiheit beim Schneiden. Nichts ist nervenaufreibender beim Zubereiten, wenn schon kleinste Portionen vom Brett purzeln.

● Mit einem Hobel (fein einstellbar) zerkleinert man rasch Kohl, Gurken oder Kohlrabi.

● Reiben und Raspeln aus Edelstahl genügen für den Ein- oder Zwei-Personen-Haushalt. Der Fingerschutz an der Gemüsereibe ist eine durchaus gesundheitsfördernde Investition.

● Zum Pressen kleiner Mengen Zitronen- oder Orangensaft reicht eine Zitruspresse. Sie sollte aus Glas sein, denn Glas lässt sich am besten reinigen.

Passende Haushaltsgeräte – die nicht sehr teuer sein müssen – machen die richtige und schonende Zubereitung von Rohkost erst möglich.

Für Fortgeschrittene

● Mit einer Elektroreibe kann man in kurzer Zeit große Mengen Obst und Gemüse schneiden, hobeln oder raspeln.
● Achten Sie beim Kauf eines Handrührers auch darauf, dass er mit einem sogenannten Rohkostaufsatz und mit einem Pürierstab (Zauberstab) ausgestattet ist. Ein solcher Zauberstab mit entsprechend hoher Rührschüssel und Spritzschutz ist auch ein guter Ersatz für die sehr praktischen, aber auch einigermaßen teuren Mixergeräte.
● Elektrische Entsafter, mit denen Sie nicht nur Zitrusfrüchte, sondern z. B. auch Karotten oder Weißkohl pressen können, gibt es in guter Qualität preiswert im Fachhandel.

Kauftips

Die Stiftung Warentest hat im Heft 7/1990 verschiedene Entsafter unter die Lupe genommen. Es ist sicher sinnvoll und kostensparend sich hier zuerst kundig zu machen, bevor man sich vorzeitig für ein Gerät entscheidet, und dann womöglich nicht damit zufrieden ist.

An elektrischen Haushaltsgeräten reicht für den normalen Gebrauch ein Pürierstab mit verschiedenen Aufsätzen aus. Andere Geräte sind nur sinnvoll, wenn Sie große Mengen an Gemüse und Obst verarbeiten wollen.

Das passt zusammen

Wer selbst einen Salat zusammenstellen will, kombiniert am besten ein Gemüse, das in der Erde wächst mit einem, das über der Erde wächst. Besonders gut passen zusammen:
● Gemüsefenchel, Radicchio und Apfel
● Radieschen, Rettich und Zucchini
● Blattsalat, Tomate und Zwiebel
● Möhren, Sellerie und Apfel
● Rote Bete, Apfel und Meerettich
Ein wenig kann man sich auch von der Farbe leiten lassen: Gemüse, das farblich harmoniert, schmeckt meist auch gut

zusammen. Jede Rohkost kann man mit Sprossen ergänzen: Nussig schmeckende Rohkost aus Fenchel oder Möhren kombiniert man z. B. mit Sonnenblumen- oder Kürbiskernen. Süß-Saures ist uns vor allem durch die asiatische Küche wieder nahegebracht worden, aber auch schon unsere Großmütter legten Gemüse für den Winter süß-sauer ein oder gaben zum Abrunden etwas Zucker in eine pikante Salatsauce.

Sprossen und Keime – das ganze Jahr frisch

Unabhängig vom Angebot auf dem Markt oder der Gartenernte sind Keime und Sprossen zu jeder Jahreszeit eine wertvolle Nahrungsquelle. Als Keime bezeichnet man Pflanzensamen, die eben erst zu sprießen beginnen. Sprossen dagegen sind ein paar Tage weiter: Sie beginnen schon, erste Pflanzenblätter zu entwickeln. Sowohl Keime als auch Sprossen sind Verwandlungskünstler auf kleinstem Raum, weil sie mit dem Keimprozess ihren Gehalt an Vitalstoffen vervielfachen.

Vor der Zubereitung von Salaten sollten Sie sich schon etwas Zeit zur Auswahl der Gemüsesorten nehmen. Aus verschiedenen Gemüsen zusammengestellte Salate schmecken besser und gewährleisten eine ausgewogene Zufuhr von Vitaminen und Mineralstoffen. Und vergessen Sie nie: Auch das Auge isst mit!

Die Früchte des eigenen Anbaus ernten: Bohnen- und Getreidekeimlinge können problemlos selbst gezogen werden.

Durch ihre filigrane und feine Struktur sind sie sehr leicht verdaulich. Das Weizenvollkorn z. B. ist zunächst für unseren Organismus nicht verwertbar, es muss erst durch Zerkleinern und Einweichen bzw. durch Zerkleinern und Backen »aufgeschlossen« werden. Das gekeimte Weizenkorn hat wichtige Verdauungsenzyme durch den Keimprozess selbst gebildet: Der Energiespeicher ist zur Produktionsfabrik geworden.

Keimgeräte

Es gibt im Handel verschiedene Keimgeräte und -boxen. Für den Start genügt aber auch ein einfaches Einliter-Einmachglas, etwas Baumwollgaze und ein Einweckgummi. Das Einmachglas hat den Vorteil, dass Sie es mit kochendem Wasser und Essig reinigen können, falls sich bei Ihren Keimlingen Schimmel gebildet hat (was praktisch jedem Anfänger passiert). Am besten machen Sie Ihren ersten Versuch mit der Mungobohne. Sie keimt problemlos, und der Erfolg ist so gut wie sicher. Gehen Sie folgendermaßen vor.

1 Die Samen waschen und verlesen, eventuelle Verunreinigungen und zerbrochene Samen entfernen.

2 Die Samen ins Weckglas geben, so dass der Boden gut bedeckt ist, mit kaltem, abgekochtem Wasser auf etwa halbe Füllhöhe aufgießen und die Samen, je nach Art, einige Stunden quellen lassen. Zu den einzelnen Quell- und Keimzeiten siehe Tabelle in den Klappen des Buches.

4 Nach der Quellzeit das Einweichwasser durch ein Sieb abgießen (ausgezeichnetes Wasser zum Blumengießen), die Samen im Sieb unter fließendem Wasser gründlich spülen und eventuell die nicht gequollenen Samen auslesen.

5 Die Samen wieder in das Weckglas geben, durch Schütteln auflockern und die Baumwollgaze am Glasrand mit einem Gummiring fixieren. Das Glas schräg stellen, am besten in eine Schüssel, damit das restliche Wasser durch die Baumwollgaze abtropfen kann.

Ein Haushaltseinweckglas eignet sich sehr gut als kleines »Treibhaus« für Bohnen- und Getreidekeimlinge.

Gewöhnliche Gartenbohnen sind ungenießbar und sogar giftig, wenn man sie nicht erhitzt, zum Keimen daher absolut ungeeignet. Anders bei Mungobohnen, gelben Sojabohnen und Kichererbsen: Die darin enthaltenen gesundheitsschädlichen Stoffe werden beim Keimen umgewandelt. Am besten eignen sich Mungobohnen zur Rohkost, doch sollte man unbedingt die nicht gekeimten Samen entfernen. Wer vorsichtig ist, dämpft oder blanchiert Bohnen- und Erbsensprossen kurz.

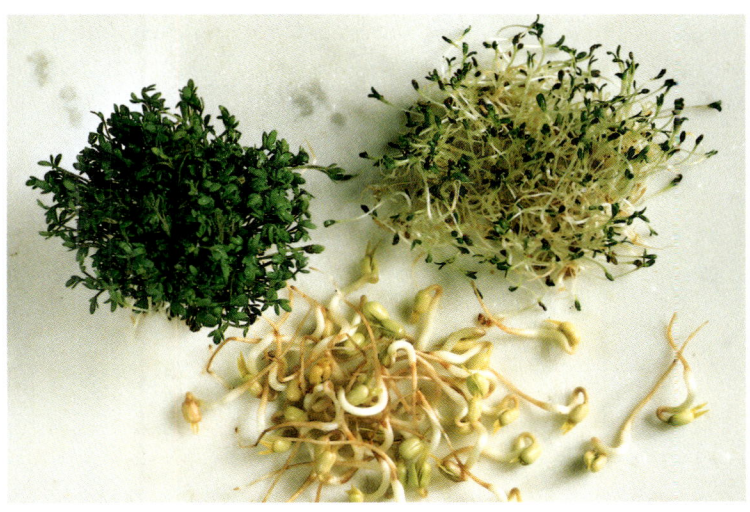

Die Keime und Sprossen der Alfalfa, der Kresse und der Mungobohnen kann man gut mit Salaten kombinieren.

6 Je nach Sorte sollte man die Samen zwei bis zwölf Tage wachsen lassen, dabei täglich zwei- bis viermal mit Wasser spülen, durch die Gaze abtropfen lassen und das Glas wieder schräg stellen.

7 Nach der Keimzeit die Sprossen in eine Schüssel mit kaltem Wasser geben und eventuell vorsichtig auseinanderzupfen. Die Sprossen, die an der Oberfläche schwimmen, im Sieb abtropfen lassen und verarbeiten oder essen, die nicht gekeimten harten Samen bleiben am Schüsselboden zurück.

8 Sprossen halten einige Tage im Kühlschrank, am besten schmecken sie aber frisch.

Wichtige Grundregeln

● Die Pflanzen müssen atmen können. Man sollte sie also nicht zu dicht nebeneinander legen. Intensives Sonnenlicht vertragen sie schlecht, die Temperatur sollte gleichmäßig zwischen 18 und 22 °C liegen.

● Nur die jungen Keime werden mit Wasser gespült. Wenn sich kleine Blättchen gebildet haben, und Sie erst die Grün-

Manche Keime (z. B. Rettich- und Senfsprossen, alle Getreidearten) bilden feine Faserwurzeln, die auf den ersten Blick aussehen wie Schimmelpilz. Sicherstes Zeichen, dass sich Schimmel gebildet hat, ist der modrige Geruch im Keimglas.

kräuter ernten wollen, genügt es, die Sprossen mit Wasser zu besprühen.
● Schimmlige Keime müssen Sie unbedingt wegwerfen und anschließend das Keimglas gründlich reinigen!

Obst und Gemüse von A bis Z

Mit Antioxidanzien gegen Stoffwechselradikale

Immer wieder hört man von »freien Radikalen« bzw. von »Stoffwechselradikalen«. Sie entstehen grundsätzlich überall dort, wo Leben ist: durch Stoffwechselvorgänge, durch die Einwirkung von UV-Licht, aber auch durch Giftstoffe wie Nikotin oder Schadstoffe aus der Nahrung. Freie Radikale sind Stoffwechselzwischenprodukte. Sie sind chemisch unvollständig und daher bestrebt, durch Bindung von Atomen vollständige Moleküle zu werden. Oft »rauben« sie, was ihnen fehlt, stören damit den Zellstoffwechsel und beschleunigen den Alterungsprozess der Körperzellen. Auch eine krebserregende Wirkung wird ihnen nachgesagt. Bestimmte Gegenspieler neutralisieren die Radikale und hemmen ihre Aktivität. Zu diesen Gegenspielern – man bezeichnet sie als Antioxidanzien – zählen in erster Linie die Vitamine C, E und A bzw. Beta-Karotin, die Vorstufe von Vitamin A.
Wie kaum andere Lebensmittel sind Obst und Gemüse wichtige Lieferanten dieser Antioxidanzien. Man vermutet auch eine tumorhemmende Eigenschaft. Diese ist aber noch ungenügend erforscht.

Apfel
»An apple a day keeps the doctor away.« Wer täglich einen Apfel isst, braucht keinen Arzt, sagen die Amerikaner. Das ist natürlich übertrieben. Der Apfel nimmt aber unter den

Eine optimale Versorgung mit antioxidativen Wirkstoffen, zu denen Vitamin C, Vitamin E und die Karotinoide gehören, schützt vor Erkrankungen wie Krebs, Arteriosklerose und grauem Star. Da Raucher besonders durch gewebeschädigende freie Radikale belastet sind, empfiehlt ihnen die Deutsche Gesellschaft für Ernährung eine um 40 mg/Tag höhere Zufuhr an Vitamin C.

Früchten tatsächlich eine Sonderrolle ein. Er enthält mehr als 20 Mineralstoffe, vor allem aber Pektin, das den Darm von krankmachenden Fäulnis- und Schlackenstoffen reinigt. Der ebenfalls hohe Gerbsäuregehalt hemmt das Wachstum schäd-licher Bakterien. Dem Pektin wird außerdem eine cholesterin-senkende Wirkung nachgesagt. Besonders zu empfehlen sind die Sorten Boskop, Renette und Berlepsch.

Avocado
Sie ist reich an essenzieller Linol- und Linolensäure. Durch den hohen Kaliumgehalt hat sie eine leicht entwässernde Wirkung, die Kombination an B-Vitaminen sorgt für ein gutes Nervenpolster, für ein straffes Bindegewebe und eine schöne, gesunde Haut.

Blumenkohl
Er enthält überdurchschnittlich viel Vitamin C zur Stärkung der Immunabwehr. Neben Kalium und Folsäure liefert er reichlich Vitamin B5, das im Körper weit über hundert Enzyme aktiviert und dadurch für den Stoffwechsel vielfältige Aufgaben hat.

Brokkoli
Der nahe Verwandte des Blumenkohls ist reich an Anti-oxidanzien. Brokkoli enthält als Radikalefänger Vitamin C und Beta-Karotin. Anders als Weiß- oder Rotkraut sind Blumen-kohl und Brokkoli herkömmliche Kohlsorten.

Feldsalat
Besonders in der kalten Jahreszeit ist frischer Feldsalat ein wichtiger Lieferant an Vitamin C und Beta-Karotin.

Fenchel
Er ist ausgesprochen kalorienarm: 100 Gramm Fenchel haben nur 24 Kilokalorien. Seine ätherischen Öle Fenchem und

Feldsalat gehört zur Familie der Baldriangewächse. Er hat wie die anderen grünen Salate krampflösende und schlaffördernde Eigen-schaften. Es ist also sicher nicht falsch, vor dem Zubettgehen eine Portion Salat zu essen.

Athenol regen die Schleimhautdrüsen an. Manager und »gestresste« Menschen profitieren von dem hohen Gehalt an dem Nervenvitamin B1 und dem Mineralstoff Magnesium.

Himbeere

Frische Himbeeren waren in unseren Breiten lange Zeit einer der wichtigsten Vitamin-C-Lieferanten. Sie enthalten auch wichtige Schleimstoffe zum Schutz der Verdauungsorgane.

Kohlrabi

Da der Selengehalt vom Anbaugebiet abhängig ist, kann er sehr stark schwanken. Am meisten Selen ist im Kohlrabi enthalten; aber auch Rettich und Rote Bete sind Lieferanten dieses wichtigen Spurenelements.

Er ist reich an Magnesium und Selen. Durch den hohen Kaliumgehalt hat er leicht entwässernde Wirkung. Menschen, die an Bluthochdruck leiden, sollten Kohlrabi mit in ihren Speiseplan aufnehmen.

Knoblauch

Er enthält eine keimtötende Substanz. Knoblauch sorgt für ein gesundes Milieu im Darm und wirkt gefäßerweiternd.

Möhren

Von allen Gemüsesorten hat die Möhre den höchsten Gehalt an Beta-Karotin, der Vorstufe von Vitamin A. Es ist wichtig für die Sehkraft, für die Regeneration der Haut und Schleimhaut und zum Abbau der Stoffwechselradikalen.

Paprika

Durch ihren hohen Gehalt an Vitamin C, E und Beta-Karotin gelten Paprikaschoten als »Antioxidanziencocktail«. Am meisten Vitamin C ist in den grünen Schoten enthalten.

Porree

Lauch bzw. Porree ist vor allem durch seinen Gehalt an Senfölen wertvoll für die Gesundheit. Diese Senföle regen die Gallenproduktion an und unterstützen auf diese Weise die Fettverdauung.

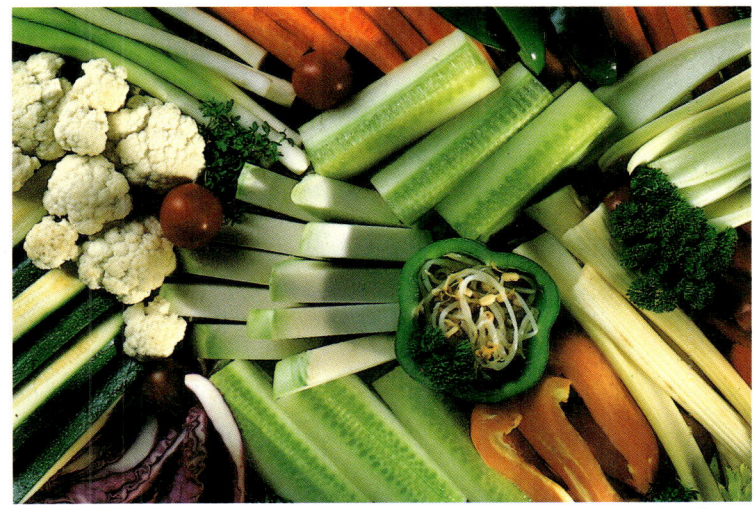

Jede Gemüsesorte birgt ein bestimmtes Vitamin oder einen speziellen Nährstoff in sich und fördert dadurch im Körper ablaufende Prozesse wie Stoffwechsel, Blutdruck, Darm-, Gallen- und Nierenfunktionen.

Rettich

Durch seine Wirkstoffkombination aus Senföl, Raphanol, Glukoraphanin, schwefelhaltigen Ölen und Bitterstoffen wird Rettich seit altersher gegen Atemwegs- und Erkältungskrankheiten verwendet. Rettich reinigt außerdem den Darm und fördert den Gallenfluss.

Rote Bete

Die rote Rübe enthält reichlich Kalium. Das Spurenelement Mangan unterstützt die Entgiftungsfunktion der Leber, und der Wirkstoff Betain regt den Gallenfluss an. Rote Bete hat außerdem durch ihren Gehalt an Eisen, Kupfer und Folsäure stark blutbildende Eigenschaften. Folsäure wird grundsätzlich zur Neubildung und Regeneration aller Körperzellen benötigt. Rote-Bete-Saft wird deshalb auch unterstützend in der Krebsvorsorge bzw. -therapie eingesetzt.

Der im Rote-Bete-Saft enthaltene Farbstoff Beta-Zyan soll den Abbau von Giftstoffen fördern, indem er die Zellatmung steigert.

Sauerkraut

Rohes Sauerkraut ist reich an den Vitaminen C, K, B6 sowie Folsäure. Sein Milchsäuregehalt reinigt den Darm und stabilisiert die Darmflora. Zudem fördert es die Blutbildung, festigt das Knochen- und Bindegewebe und stärkt die Nerven.

Sellerie

Er ist ein regelrechtes Vitamin-B-Paket und dadurch wichtig für die Gesundheit von Haut und Nerven. Darüber hinaus wirkt er stark entwässernd und hilft beim Abnehmen und bei rheumatischen Beschwerden.

Spargel

Er gilt als »Schlankmacher«: Mit nur 17 Kilokalorien pro 100 Gramm zählt der Spargel zu den kalorienärmsten Gemüsesorten bei gleichzeitig hohem Gehalt an Biostoffen. Er enthält wichtige Spurenelemente wie Mangan und Chrom, außerdem Kalium, Magnesium, Eisen, Kupfer, Folsäure sowie die Vitamine K, E und C.

Spinat

Spinat ist in den letzten Jahren etwas in Verruf geraten, da er besonders leicht Nitrate und Schwermetalle einlagert. Trotzdem ist er aufgrund seiner wertvollen Inhaltsstoffe weiterhin zu empfehlen. Er sollte jedoch aus biologischem Anbau sein, da mit dem Kunstdünger nicht nur übermäßig viel Nitrat, sondern auch Blei in den Boden gelangt.

Für die Gesundheit wichtig ist der Spinat nicht nur wegen seines Eisengehalts. Er liefert auch reichlich Vitamin K, Folsäure sowie Vitamine der B-Gruppe. Tumorhemmende Eigenschaften werden ihm auf Grund seines Gehalts an Selen, Beta-Karotin, Vitamin C und E sowie Chlorophyll zugeschrieben.

Tomate

Das in Tomaten enthaltene Biotin und das Spurenelement Chrom unterstützen den Zuckerstoffwechsel. Von besonderer Bedeutung ist das Karotinoid Lykopin, das in der Krebstherapie – in Form von schwach erwärmtem Tomatensaft – unterstützend eingesetzt wird. Die Tomate enthält außerdem die Antioxidanzien Selen und Vitamin C.

Weißkohl

Er ist besonders reich an Vitamin C und Folsäure. Darüber hinaus enthält Weißkohl wichtige Pflanzenstoffe wie Chloro-

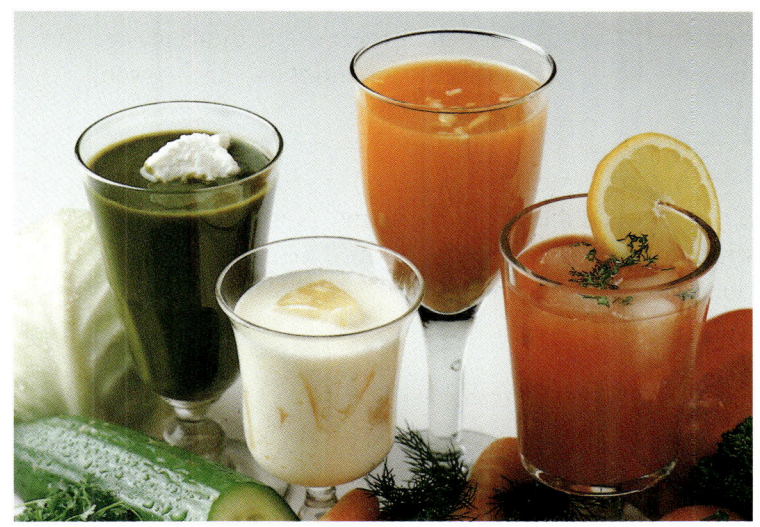

phyll, Phenole und Flavonoide, die vermutlich tumorhemmende Eigenschaften haben.

Zwiebel

Sie enthält schwefelhaltige ätherische Öle, die u. a. bei Erkältungskrankheiten die Atemwege freimachen, Bakterien und Viren bekämpfen, aber auch eine blutreinigende und cholesterinsenkende Wirkung haben.

Säfte

Es gibt Gemüsesorten, z. B. Weißkohl, die als Rohkost manchmal schlecht vertragen werden. Sehr viele Menschen bekommen beim Genuss bestimmter Kohl- oder Zwiebelsorten Blähungen. Gerade aber im Weißkohl ist ein noch nicht genau definierter »Anti-Ulkus-Faktor« enthalten, und eine Kur mit Weißkohlsaft, unter ärztlicher Aufsicht durchgeführt, ist wirksamer Bestandteil in der Therapie des Magengeschwürs.

Frische Obst- und Gemüsesäfte sind besonders für Kinder, alte Menschen und Personen mit Magen-Darm-Problemen ideal, da sie leicht verdaulich sind und eine optimale Versorgung mit allen wertvollen Inhaltsstoffen der Rohkost gewährleisten.

Das Konzentrat einer Pflanze

Roh gepresste Obst- und Gemüsesäfte enthalten die wertvollen Inhaltsstoffe der jeweiligen Pflanze, die manchmal schwer verdaulichen Faserstoffe sind jedoch abgefiltert. Das erlaubt es uns, die wertvollen Wirkstoffe etwa von Möhren, Roten Beten oder Weißkohl konzentriert in einer Menge zu uns zu nehmen, die auch der überzeugteste Rohköstler nicht verzehren könnte. Der therapeutische Nutzen kann daher gar nicht unterschätzt werden.

● Möhrensaft unterstützt die Regeneration von Haut und Schleimhaut.
● Artischockensaft ist eine wirksame Hilfe bei Leber- und Gallenblasenbeschwerden.
● Spargelsaft wirkt stark entschlackend und harntreibend.
● Rote-Bete-Saft wirkt allgemein stärkend und blutbildend.

Frische, selbstgepresste Säfte sind auf keinen Fall vergleichbar mit den im Super- oder Getränkemarkt erhältlichen Säften, die erhitzt oder aus Konzentrat hergestellt wurden und im strengen Sinn keine Rohkost mehr sind.

Eine nützliche Investition

Es gibt im Handel fertige pasteurisierte Säfte zu kaufen. Wer jedoch Geschmack an frischen Säften gefunden hat, für den wird sich die Anschaffung einer Saftpresse schnell lohnen. Für die Rohkostküche eignet sich der elektrische Zentrifugalentsafter bzw. ein entsprechender Aufsatz auf der Küchenmaschine.

● Beim Zentrifugalentsafter wird die Frucht zunächst durch eine Reibscheibe zerkleinert, anschließend wird durch Zentrifugalkraft der Saft herausgeschleudert. Diese Geräte sind für fast alle Sorten geeignet, nur bei Beeren entsteht meist Mus statt Saft.
● Wichtig: der Tresterauswurf. Beim automatischen Tresterauswurf sammeln sich die Fruchtrückstände (= Trester) in einem seitlich angebrachten Behälter, den man zum Entleeren abnimmt. Das hat den entscheidenden Vorteil, dass man große Mengen in einem Durchgang verarbeiten kann.

32

Beim nicht automatischen Tresterauswurf bleiben die Rückstände in einem Sieb zurück. Hier ist die Handhabung etwas mühseliger. Dasselbe gilt für Küchenmaschinenaufsätze zur Saftzubereitung.

● Was den Ertrag betrifft, so rechnet man etwa die doppelte Menge an Obst oder Gemüse für die Saftherstellung. Für 200 bis 250 Milliliter Saft benötigt man also ca. 500 Gramm »Rohstoffe«. Übrigens: Wer selbst erntet, sollte das früh am Morgen tun. Der Wassergehalt der Früchte ist dann höher, die Saftausbeute also größer.

Milchsäuregärung

Zwar gelten die Deutschen als »the Sauerkrauts«, doch ist die Haltbarmachung durch Milchsäuregärung schon seit Jahrtausenden bekannt: In China und im antiken Rom stellte man eine Art Sauerkraut her, das in Tonkrügen aufbewahrt wurde.

Was ist Milchsäuregärung?

Ganze Schiffsbesatzungen fielen in früheren Jahren der gefürchteten Vitamin-C-Mangelkrankheit Skorbut zum Opfer. Im 18. Jahrhundert machte Kapitän James Cook gewissermaßen »Ernährungsgeschichte«: Er nahm auf seine drei Jahre dauernde Weltumsegelung mehrere Fässer Sauerkraut mit. Dadurch blieb seine Besatzung von der lebensgefährlichen Krankheit verschont. Aber nicht nur Weißkohl, auch andere Kohlsorten sowie Gurken, Kürbisse, Rote Bete, Möhren oder Sellerie kann man durch Milchsäuregärung haltbar machen.

Hilfreiche Bakterien

Milchsäurebakterien kommen, wie viele andere Mikroorganismen, praktisch überall vor. Speziell diese Bakterien haben

Die Milchsäuregärung ist eine spezielle Art der Fermentation, bei der Laktat (Milchsäure) aus Kohlenhydraten gebildet wird. In milchsaurem Gemüse überwiegt meist der Gehalt der für den menschlichen Organismus verträglicheren rechtsdrehenden L(+)-Milchsäure

die Eigenschaft, dass sie im Gemüse enthaltene Kohlenhydrate in Milchsäure umwandeln und damit einen Gärprozeß in Gang setzen, der das Gemüse monatelang haltbar macht und zusätzlich biologisch aufwertet.

- Die Verträglichkeit des ursprünglichen Lebensmittels wird durch die Milchsäuregärung meist verbessert.
- Die Inhaltsstoffe des rohen Gemüses bleiben erhalten, es werden sogar durch den Gärprozess Vitamin B12 und wichtige Enzyme neu gebildet.
- Besonders der Dickdarm benötigt die rechtsdrehende L(+)-Milchsäure von vergorenem Gemüse zum Aufbau und zur Regeneration der Darmflora.
- Aber auch die Leber- und Nierentätigkeit wird angeregt und Stoffwechselschlacken werden rasch und vermehrt ausgeschieden.
- Für Diabetiker ist milchsaures Gemüse hervorragend geeignet, weil die Kohlenhydrate umgewandelt sind und nicht mehr als Broteinheiten zu Buche schlagen.

Am wertvollsten ist das Gemüse, wenn es roh verzehrt wird. Sauerkraut aus der Dose ist durch Erhitzen haltbar gemacht. In Naturkostläden, Reformhäusern, meist auch in Metzgereien gibt es dagegen das rohe Kraut.

Was zu beachten ist

Diese Art der Konservierung ist besonders energiesparend: Man benötigt keinen elektrischen Strom, nur etwas Muskelkraft.

- Das ideale Gefäß ist ein moderner Gärtopf aus Ton, der innen und außen mit einer Glasur versehen ist (Die Glasur muss bleifrei sein!). Zusätzlich zum Gärtopf benötigt man zwei Steine zum Beschweren und einen passenden Deckel. Je nach Bedarf gibt es Gefäße von 6 Liter bis 30 Liter Inhalt.
- Für den kleineren Haushalt oder für Leute, die erst einmal ausprobieren wollen, ob das Selbermachen wirklich ihre Sache

Die konservierende Wirkung von Milchsäure besteht darin, dass sie keine anderen Bakterien, insbesondere keine Fäulnisbakterien entstehen lässt. Gemüse verliert dabei jedoch nichts von ihren wertvollen biologischen Eigenschaften. Im Gegenteil – Michsäure-Nahrungsmittel fördern die natürliche Darmflora und töten krankheitserregende Keime ab.

34

ist, genügen auch einfache Schraubgläser. Hier muss man allerdings ein wenig basteln oder sich einen passenden Stein zum Beschweren suchen. Die gefüllten Gläser sollten unbedingt kühl und dunkel aufbewahrt werden.

● Leere Gefäße werden mit einem milden Spülmittel (auf Molkebasis) gut gereinigt, mit Wasser gespült und luftig und etwas geöffnet an einem trockenen Ort aufbewahrt.

● Bei der Zubereitung muss das zerkleinerte Gemüse gut eingestampft werden (wenn möglich mit einem Krautstampfer aus Holz). Dadurch tritt der Zellsaft aus, und das Gemüse wird mürbe.

● Das Gefäß wird nur zu etwa vier Fünftel gefüllt, oben auf liegen ein paar große Krautblätter.

● Die Steine zum Beschweren müssen immer mit Flüssigkeit bedeckt sein. Wenn der Kohlsaft nicht ausreicht, füllt man noch etwas abgekochtes und wieder abgekühltes Wasser nach.

● Meersalz verhindert, dass das im Gemüse enthaltene Eiweiß zu faulen beginnt, bevor der Gärungsprozess einsetzt. Meersalz sollte immer genau abgewogen und dosiert werden.

Bei der Reinigung der verwendeten Gefäße sollten Sie darauf achten, dass die Gefäße immer sehr gut ausgespült (am besten ausgekocht) sind. Stellen Sie die Gefäße, wenn Sie nicht in Gebrauch sind, an einen Ort, der gut durchgelüftet ist.

Verwenden einer Startkultur

● Wer mit kleinen Mengen im Glas erste Versuche macht, für den ist die sogenannte Startkultur eine wertvolle Hilfe. Das praktische Bioferment der Firma Bionic (im Reformhaus erhältlich) beschleunigt den Gärungsprozess. Es wird mit 1/2 Tasse abgekochtem und wieder erkaltetem Wasser sowie 1/2 Teelöffel Zucker verrührt. Man gibt das zerkleinerte Gemüse ins Glas, füllt mit Salzwasser und Fermentlösung auf, so dass das Gemüse mit Flüssigkeit gut bedeckt ist. Man kann eigentlich nichts falsch machen, Hauptsache, das Wasser ist abgekocht. Faustregel für die Dosierung bei Bioferment und Glasgärung: 15 Gramm Meersalz auf 1 Liter Wasser und, je nach Gemüseart, ca. 1/2 Päckchen Ferment (Bitte lesen Sie dazu den Beipackzettel!).

Rezepte

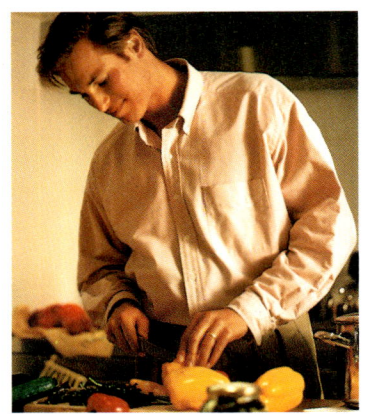

Milchsauer vergorenes Gemüse

Es bereitet zwar ein wenig Mühe, aber es lohnt sich: Milchsauer vergorenes Gemüse ist gesund.

Sauerkraut

1 Den Kohl sehr fein hobeln, die Äpfel in dünne Scheiben schneiden.

2 Salz, Wacholderbeeren und Kümmel vermischen.

3 Ein Viertel der Kohlmenge in den Gärtopf geben, ein Viertel der Apfelscheiben darauflegen und die Salz-Wacholder-Mischung darüber streuen.

4 Mit dem Krautstampfer kräftig stampfen, bis sich Saft gebildet hat.

5 Wieder eine Schicht Kohl, eine Schicht Apfelscheiben und Gewürze auffüllen und gründlich einstampfen usw.

6 Mit den großen Krautblättern abdecken, die Steine zum Beschweren darauflegen, den Deckel aufsetzen.

7 Den Topf zuerst 2 Tage bei Raumtemperatur (20 bis 22 °C), anschließend 2 bis 3 Wochen bei 15 °C, dann 2 bis 4 Wochen bei 10 bis 12 °C stehen lassen.

Damit die Zubereitung ebenso viel Freude wie der Verzehr der Rohkost bereitet, sollten Sie sich alle Zutaten und Küchengeräte sorgsam zurechtlegen und in aller Ruhe mit dem Schneiden, Mahlen und Raspeln beginnen.

Für einen 6-Liter-Gärtopf

Zutaten
- 4,5 kg Weißkohl, geputzt
- 3 große, säuerliche Äpfel
- 75 g Meersalz
- 1 EL Wacholderbeeren
- 1 EL ganzer Kümmel
- 3 bis 4 große Kohlblätter

Tip Verwenden Sie für Ihr Sauerkraut möglichst Weißkohl aus anerkanntem biologischen Anbau. Kohlgewächse gehören zu den stark zehrenden Pflanzen und lagern bei überdüngten Böden besonders viel Nitrat ein. Die im Körper aus Nitrat gebildeten Nitrosamine gelten als krebserregend. Rohes Sauerkraut ist bei Magensäuremangel – besonders alte Menschen leiden häufig darunter – sehr nützlich. Es empfiehlt sich, vor jeder Hauptmahlzeit regelmäßig etwas Sauerkraut (2 bis 3 Esslöffel) zu sich zu nehmen.

Milchsaure Möhren

1 Die Möhren raspeln oder in dünne Scheiben schneiden, die Zwiebeln schälen und in Ringe schneiden.
2 Knoblauch, Petersilie und Ingwer mit dem Messer zerkleinern und in einer Schüssel mischen.
3 Von dem abgekochten und wieder abgekühlten Wasser eine Tasse nehmen und das Bioferment zusammen mit Zucker darin auflösen. In 1 Liter abgekochtem Wasser 20 Gramm Salz auflösen.

4 Abwechselnd je eine Schicht Möhren, Zwiebel und Würze in das Gefäß füllen, mit einem hölzernen Stampfer zusammendrücken und etwas Fermentlösung und Salzwasser einfüllen.
5 Das Gefäß zu 4/5 füllen und soviel Flüssigkeit einfüllen, dass das Gemüse bedeckt ist.
6 Das Gefäß fest verschließen, mit einem Tuch abdecken und das Gemüse 1 Woche bei Zimmertemperatur gären lassen. Danach bei 10 bis 12 °C im Keller 4 Wochen gären lassen.

Milchsaure Gurken

1 Kleine Gurken gut spülen und möglichst dicht in das Schraubglas füllen, größere Gurken schälen, entkernen und stückeln. Damit sie die Flüssigkeit besser aufnehmen, jedes Stück mit einer Gabel einstechen.
2 Die Zwiebeln in Ringe schneiden, den Knoblauch hacken, mit Senfkörnern und Dill mischen und zwischen jede Lage Gurken eine Lage Würzmischung geben.

3 Das Salz mit Wasser aufkochen, dann abkühlen lassen. Das Ferment einrühren und soviel von der Flüssigkeit in das Glas geben, bis das Gemüse gut zugedeckt ist.
4 Das Glas fest verschließen, mit einem Tuch bedecken und den Inhalt eine Woche bei Zimmertemperatur gären lassen. Dann bei 10 °C kühlgestellt nochmals 2 bis 3 Wochen gären lassen.

Für 2 Liter

Zutaten
- 1,5 kg Möhren, geputzt
- 2 Zwiebeln
- 1 Knoblauchzehe
- 1 EL Petersilie
- 1 Stück Ingwer
- 2 l abgekochtes Wasser
- 30 g Meersalz
- 1 Päckchen Bioferment
- 1/2 TL Zucker

Variante
Statt Möhren kann man auch Rote Bete einsäuern. Sie gären aber stark, man sollte deshalb das Glas nur zu 3/4 füllen.

Variante
Statt Gurken grüne oder gelbe Zucchini verwenden. Beides kann man auch gut mit roten und grünen Paprikaschoten kombinieren.

Für 2 Liter

Zutaten
- 1,2 kg Gurken
- 2 Zwiebeln
- 1 Knoblauchzehe
- 2 TL Senfkörner
- 1 TL Dillsamen
- 40 g Meersalz
- 1,5 l Wasser
- 1 Päckchen Bioferment

Müsli und Frischkornbrei

Besorgen Sie sich möglichst Obst und Sprießkorngetreide aus biologischem Anbau (Reformhaus oder Naturkostladen).

Für 4 Personen

Zutaten
- 8 EL Getreide
- 100 g frisches Obst
- 3 EL gehackte Nüsse
- Rosinen
- 1 EL Honig

Zeit: 15 Minuten
Quellzeit: 8 Stunden

Grundrezept

1 Pro Person 2 Esslöffel Getreide schroten, so dass das Korn etwa zweimal gebrochen ist.

2 Den Schrot mit 2 Esslöffel kaltem Leitungswasser oder kohlensäurefreiem Mineralwasser anrühren, zudecken und etwa 8 Stunden quellen lassen.

3 Nach dem Quellen frisches Obst (aus biologischem Anbau), gehackte Nüsse oder Mandeln, ein paar Rosinen oder etwas Honig sowie etwas Rohmilch, Sahne oder Joghurt darunter rühren.

Je nach Belieben Kokosflocken oder Sonnenblumenkerne über das Müsli streuen.

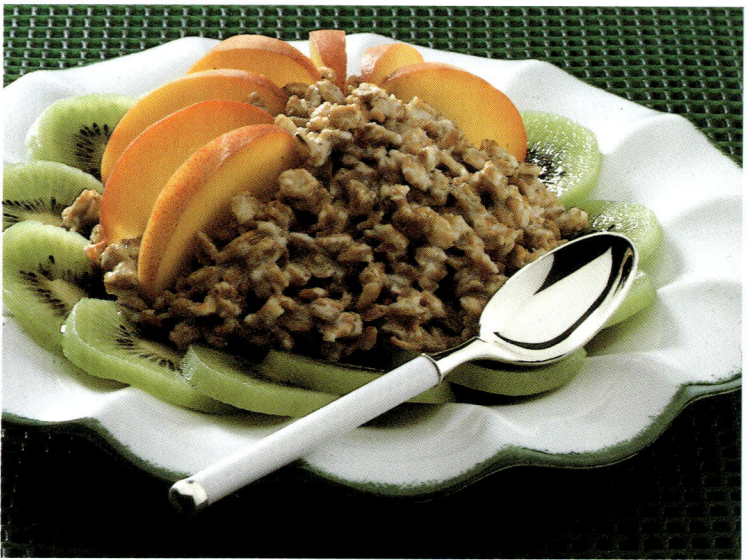

Beginnen Sie Ihren Tag mit einem vitamin- und nähr-stoffreichen Früchtemüsli.

Tip Wenn Sie das Getreide feiner mahlen, genügt schon 1 Stunde Einweichzeit. Frischgequetschte Flocken weicht man nur wenige Minuten ein. Natürlich gibt es Flocken auch fertig zu kaufen. Sie sind jedoch durch Erhitzen haltbar gemacht und streng genommen keine Rohkost mehr.

Hafer-Leinsamen-Müsli

1 Das Getreide schroten, mit dem Wasser zu einem zähen Brei verrühren und zugedeckt ca. 8 Stunden quellen lassen.

2 In einem zweiten Gefäß die Dörrpflaumen, die Feigen und die Rosinen in Wasser ebenfalls einweichen und einige Stunden stehen lassen.

3 Kurz vor dem Verzehr den Joghurt in den Getreidebrei rühren, das eingeweichte Obst klein schneiden und darunter mischen.

4 Den Apfel waschen, die Birnen schälen und in den Frischkornbrei schneiden. Den Leinsamen darunter mischen.

Tip Leinsamenmüsli bringt die Verdauung in Schwung. Entgegen vielfacher Empfehlung sollten Sie ihn aber vor der Verwendung nicht einweichen. Nur so quillt er im Darm auf.

Vierkornmüsli mit Banane

1 Das Vierkorngetreide schroten, mit Wasser zu einem zähflüssigen Brei verrühren und zugedeckt ca. 8 Stunden quellen lassen.

2 Nach dem Quellen des Getreides im Wasser den Joghurt, die Nüsse und die Rosinen darunter mischen.

3 Die Äpfel waschen und klein raspeln, die Banane in Stücke schneiden und beides ins Müsli rühren.

4 Vor dem Servieren die Sonnenblumenkerne darüber streuen. Nach Belieben kann das Müsli auch mit Früchten garniert werden.

Für 4 Personen

Zutaten
- 4 EL Nackthafer
- 4 EL Weizen
- 8 EL kaltes Wasser
- 8 Dörrpflaumen
- 4 getrocknete Feigen
- 1 EL Rosinen
- 2 Becher Joghurt
- 2 reife Birnen
- 1 reifer Apfel
- 8 EL geschroteter Leinsamen

Zeit: 15 Minuten
Quellzeit: 6 bis 8 Stunden

Für 4 Personen

Zutaten
- 8 EL Kornmischung aus Weizen, Hafer, Gerste und Buchweizen
- 8 EL kaltes Wasser
- 2 Becher Joghurt
- 4 EL gehackte Haselnüsse
- 3 EL Rosinen
- 2 Äpfel
- 2 Bananen
- 4 EL Sonnenblumenkerne

Zeit: 15 Minuten
Quellzeit: 6 bis 8 Stunden

Für 4 Personen

Zutaten

- 1 EL Buchweizen
- 3 EL Hafer
- 4 EL Wasser
- 3 EL geschroteter Leinsamen
- 4 EL gehackte Haselnüsse oder Mandeln
- 8 EL Sahne
- 4 TL Ahornsirup oder Akazienhonig
- 2 Tassen frische Erdbeeren oder Himbeeren, je nach Jahreszeit
- 2 EL Kokosraspel

Zeit: 15 Minuten
Quellzeit: 6 bis 8 Stunden

Für 4 Personen

Zutaten

- 4 EL Weizen
- 4 EL Hafer
- 8 EL kaltes Wasser
- 4 EL Pinienkerne
- 4 EL Rosinen
- 2 EL Mohn
- 4 Scheiben reife Ananas
- 4 Kiwis
- 1 Banane
- 8 EL Sahne

Zeit: 15 Minuten
Quellzeit: 6 bis 8 Stunden

Schlemmermüsli mit frischen Beeren

1 Das Getreide schroten, mit Wasser verrühren und dann ca. 8 Stunden quellen lassen.

2 Den Leinsamen, die Nüsse und die Sahne darunter mischen und mit Sirup bzw. Honig abschmecken.

3 Die Beeren unter fließendem Wasser gut waschen, abtropfen lassen und in das Müsli rühren.

4 Vor dem Servieren die Kokosraspel über das Müsli streuen.

Tip Menschen mit empfindlichem Magen vertragen die Kombination aus Sauermilch und frischem Obst manchmal nicht. Für sie empfiehlt sich grundsätzlich die Schlemmervariante mit Sahne (in kleiner Menge) oder Rohmilch statt Joghurt. Je nach Jahreszeit kann man auch andere heimische Obst- und Beerensorten ins Müsli geben, z. B. Johannisbeeren, Kirschen oder Pfirsiche.

Exotisches Müsli

1 Das geschrotete Getreide im Wasser anrühren und ca. 8 Stunden quellen lassen.

2 Nach dem Quellen die Pinienkerne, die Rosinen und den frisch gemahlenen Mohn hineinrühren. (Wer keine Mohnmühle hat, kann gemahlenen Mohn beim Bäcker kaufen; evtl. müssen Sie ihn vorbestellen.)

3 Die Ananasscheiben und die Kiwis in Stücke schneiden und in den Frischkornbrei mischen.

4 Die Banane pürieren oder mit einer Gabel zerdrücken und rasch darunter mischen, damit sie nicht oxidiert (Zitronensaft verhindert das Braunwerden).

5 Die Sahne mit dem Handmixer steif schlagen und vorsichtig unter den Müsli-Brei heben.

6 Nach Belieben mit Honig süßen, mit Zimt, Vanille oder frisch gemahlenem Ingwer abschmecken.

Müsli mit Keimen und Flocken

1 Den Weizen 2 bis 3 Tage keimen lassen.
2 Die Haferflocken mit der Milch verrühren und 5 Stunden zugedeckt im Kühlschrank quellen lassen.
3 Den Obstdicksaft glatt rühren und zusammen mit dem gekeimten Weizen in die eingeweichten Flocken geben.
4 Die Nüsse, Korinther., den klein geschnittenen Apfel und die klein geschnittenen Nektarinen in das Müsli mischen und nach Belieben mit Zimt oder Vanille abschmecken.

Tip Verwenden Sie Obstdicksaft statt Zucker. Ob Birnendicksaft oder Dattelkraut: Die eingedickten Säfte enthalten wichtige Mineralstoffe.

Flockenmischung mit Trockenobst

1 Die Flocken mit der Milch verrühren und 5 Stunden zugedeckt im Kühlschrank quellen lassen.
2 Die Feigen und Pflaumen in Wasser einweichen und ebenfalls 5 Stunden stehen lassen.
3 Dann das Trockenobst abtropfen lassen, mit einem Messer gut zerkleinern und in die eingeweichten Flocken mischen.
4 Den Leinsamen, die Rosinen, die Nüsse, die Sonnenblumen- und Kürbiskerne darunter heben.
5 Zuletzt die Birnen waschen, schälen, klein schneiden und vor dem Servieren unter das Müsli mengen.

Tip Schütten Sie das Einweichwasser nicht einfach weg, denn es enthält wertvolle Inhaltsstoffe aus Früchten und Getreide. Es eignet sich hervorragend als nahrhafter Gesundheitsaperitif, oder Sie können Ihren Blumen etwas Gutes tun und sie damit gießen.

Für 4 Personen

Zutaten
- 4 EL gekeimter Weizen
- 4 EL Haferflocken
- 1/2 l Milch
- 2 EL Obstdicksaft
- 50 g gehackte Nüsse
- 50 g Korinthen
- 1 Apfel
- 2 Nektarinen
- Zimt, Vanille

Zubereitung: 15 Minuten
Quellzeit: 5 Stunden
Keimzeit: ca. 2 Tage

Für 4 Personen

Zutaten
- je 2 EL Hafer- und Weizenflocken
- je 1 EL Gersten-, Roggen- und Hirseflocken
- 1/2 l Milch
- 3 getrocknete Feigen
- 3 getrocknete Pflaumen
- 1 Tasse kaltes Wasser
- 1 EL Leinsamen
- 1 EL Rosinen
- 1 EL gehackte Haselnüsse
- 1 EL gehackte Cashewnüsse
- 1 EL Sonnenblumenkerne
- 1 EL Kürbiskerne
- 2 reife Birnen

Zubereitung: 15 Minuten
Quellzeit: 5 Stunden

Für 4 Personen

Zutaten
- 150 g Para- oder Haselnüsse
- 1 l Wasser

Zubereitung: 1 Stunde
Einweichzeit: 5 Stunden

Nussmilch und Nusscreme

1 Die gemahlenen Nüsse 5 Stunden in Wasser einweichen.
2 Den Nussbrei im Mixer pürieren und durch ein Käsetuch abseihen. Dazu das Tuch über eine tiefe Schüssel spannen und mit einem Faden oder einem Gummiband am Rand der Schüssel fixieren. Durch vorsichtiges Hin- und Herstreichen der Nussmasse mit einem Löffel tropft die Flüssigkeit schneller durch.
3 Wenn die Nussmilch abgetropft ist, das Tuch diagonal an den Enden zusammenfalten und leicht auspressen.
4 Man erhält auf diese Weise ca. 4 Tassen Nussmilch, ca. 2 Tassen Nusscreme bleiben im Leinentuch. Beides sollte möglichst rasch verzehrt werden.

Variante Sie können statt der Nüsse auch Mandeln verwenden. Wenn Sie zusätzlich 10 bis 15 entsteinte Datteln einweichen und pürieren (500 Milliliter mehr Wasser verwenden!), wird die Milch süßer und noch aromatischer. Die Creme eignet sich auch hervorragend als Brotaufstrich.

Für 4 Personen

Zutaten
- 1 Tasse Nusscreme
- 5 EL Rosinen
- 8 EL Haferflocken
- 1 Tasse Wasser
- 2 Äpfel
- Zitronensaft
- 1 EL Honig oder Zucker

Zubereitung: 15 Minuten (ohne Nusscreme)
Einweichzeit: 1 Stunde

Bircher-Müsli

1 Bereiten Sie eine Nusscreme zu, wie sie im Rezept oben beschrieben ist.
2 Die Rosinen und die frisch gequetschten Haferflocken eine Stunde in Wasser einweichen.
3 Die Äpfel waschen, raspeln, in die Nusscreme mischen und mit den Flocken und Rosinen vermengen.
4 Mit etwas Zitronensaft und Honig abschmecken.

Tip Im Reformhaus und im Naturkostladen gibt es fertiges Nuss- oder Mandelmus zu kaufen. Es enthält mehr Fett als die Nusscreme. Hier genügt es, wenn Sie die Hälfte der angegebenen Menge verwenden und mit Milch verrühren.

Sprossen und Keime

Sprossen und Keimlinge enthalten viele Vitamine. Und selbstgezogen schmecken sie am besten.

Alfalfa-Möhren-Rohkost

1 Die Alfalfasamen spülen, ca. 8 Stunden einweichen und 12 Tage keimen lassen. Vor der Verwendung das Alfalfagrün ein wenig auseinander zupfen.
2 Die Möhren und den Apfel waschen raspeln und sofort mit den gehackten Nüssen und dem Alfalfagrün mischen.
3 Anschließend Joghurt, süße Sahne und Distelöl verrühren, mit Zitronensaft, Curry und Salz abschmecken, zur Rohkost geben und sofort servieren.

Tip Besonders zu empfehlen sind die Möhren der ersten Ernte: Sie sind etwas kleiner und noch nicht gänzlich ausgereift. Achten Sie darauf, dass sie nicht gespalten sind und ihr Blattwerk nicht welk ist.

Für 4 Personen

Zutaten
- 1 EL Alfalfasamen
  (= 1 Tasse Alfalfagrün)
- 250 g Möhren
- 1 mittelgroßer Apfel
- 1 EL gehackte Haselnüsse
- 1 Becher Joghurt
- 2 EL süße Sahne
- 2 EL Distelöl
- Zitronensaft
- 1 TL Curry
- Salz

Zubereitung: 20 Minuten
Keimzeit: 12 Tage

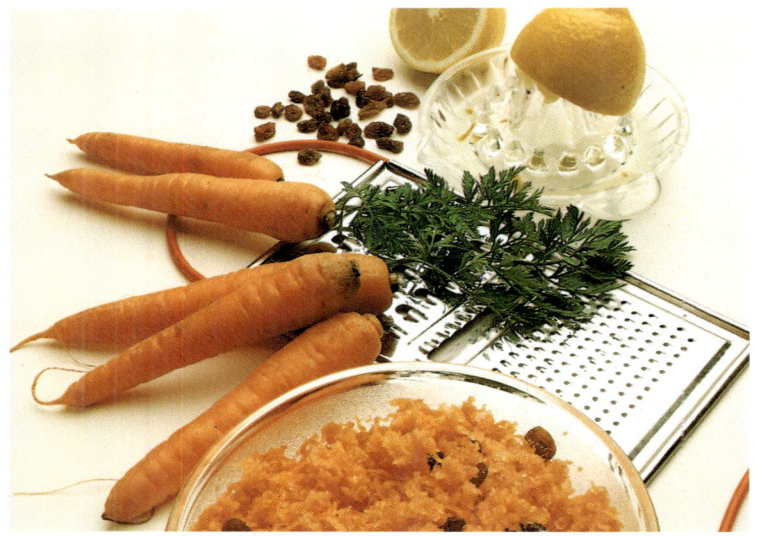

Statt Alfalfa und Walnüssen lässt sich die Möhrenrohkost auch mit Rosinen zubereiten.

Für 4 Personen

Zutaten

- 1 EL Bockshornkleesamen
- 150 g Knollensellerie
- 150 g Walnüsse
- 1 reife Birne
- 1 Becher Joghurt
- 1 TL Curry
- 2 EL Sonnenblumenöl
- Zitronensaft
- Salz
- Senf

Zubereitung: 20 Minuten
Keimzeit: 12 Tage

Für 4 Personen

Zutaten

- 3 mittelgroße Fenchelknollen
- 2 rote Paprika
- Saft von 2 Orangen
- 3 EL Sonnenblumenöl
- 1 Tasse Walnüsse
- 1 EL Balsamicoessig
- Zucker
- Salz, Pfeffer (schwarz)
- 1 Tasse Alfalfagrün
- 1 Tasse Buchweizensprossen
- Melissenblätter

Zubereitung: 15 Minuten
Keimzeit: 2 Tage (Spros-
sen) bzw. 12 Tage (Grün)

Selleriesalat mit Bockshornklee

1 Die Bockshornkleesamen gründlich spülen, 6 bis 8 Stunden einweichen und 12 Tage keimen lassen.

2 Die Sellerieknolle putzen und raspeln, die Walnüsse hacken, die Birne waschen (eventuell schälen) und würfeln.

3 Den Joghurt mit Curry, Öl und Zitronensaft verrühren, mit Salz und Senf abschmecken.

4 Das Grün mit dem Sellerie, den Nüssen und der Birne vermengen, das Joghurtdressing unter die Rohkost heben und servieren.

Tip Bockshornkleesamen benötigen viel Einweichwasser, weil sie ihr Volumen stark vergrößern. Das Grün schmeckt herb und verleiht Gericht eine orientalische Note. Am Anfang sollten Sie Bockshorngrün eher sparsam dosieren. Bockshornkleesprossen benötigen nur zwei Tage zum Keimen, sie enthalten wesentlich weniger Bitterstoffe, allerdings auch um einiges weniger Mineralstoffe und Chlorophyll als Bockshornkleegrün.

Fenchel mit Sprossen

1 Den Fenchel waschen und in feine Streifen schneiden, den Strunk entfernen, das Fenchelgrün fein hacken.

2 Die Paprika in feine Streifen schneiden, den Stiel und die Kerne entfernen.

3 Den frisch gepressten Orangensaft mit dem Sonnenblumenöl und den geriebenen Walnüssen verrühren und mit Balsamicoessig, Zucker, Salz und Pfeffer abschmecken.

4 Das Alfalfagrün und die Buchweizensprossen mischen und auf 4 Teller verteilen.

5 Mit dem Orangensaft-Öl-Dressing die Fenchel- und Paprikastreifen anmachen, auf den Buchweizensprossen anrichten und mit Fenchelgrün und Melissenblättern garnieren.

Bunter Kressesalat

1 Die Tomaten waschen und in Würfel schneiden.

2 Die Paprikaschote putzen, waschen und in kurze Streifen schneiden.

3 Das Kressekraut auseinander zupfen und zusammen mit dem kleingewürfelten Camembert in die Tomaten-Paprika-Mischung geben.

4 Balsamicoessig, süßen Senf und Sonnenblumenöl zu einer Sauce verrühren, mit Salz, Pfeffer und Hefeflocken abschmecken und über die Salatmischung geben.

Tip Da bei der Kresse die Wurzeln stark verfilzen, verwendet man die Wurzeln nicht, sondern schneidet vorsichtig mit einer Schere das Kraut ab. Werfen Sie aber die Wurzeln nicht weg! Oft wächst die Kresse nach, und Sie können ein zweites Mal ernten.

Gemischter Sprossensalat mit Pfirsich

1 Die Sonnenblumen- und Kürbiskerne, die Alfalfasamen und den Grünkern einweichen und 3 Tage keimen lassen.

2 Nach drei Tagen die gekeimten Sprossen waschen und abtropfen lassen.

3 Die Pfirsiche gut waschen, in kleine Würfel schneiden und in die Mischung mit den Sprossen geben.

4 Den Salat putzen, waschen, trocken schleudern und in Streifen schneiden.

5 Pfirsichsaft, Apfelessig und Sonnenblumenöl miteinander vermischen und daraus eine Sauce zubereiten, anschließend noch mit Salz und Pfeffer abschmecken.

6 Den Eisbergsalat in 4 Portionen teilen und auf die Teller geben. Sprossen-Pfirsich-Mischung darauf geben, mit klein gehacktem Kerbel bestreuen und jede Portion nach Belieben noch mit einem kleinen Sahnehäubchen oder einem Klecks Crème fraîche verzieren.

Für 4 Personen

Zutaten
- 2 bis 4 Tomaten
- 1 gelbe Paprikaschote
- 4 Tassen Kresse
- 100 g Camembert
- 1 EL Balsamicoessig
- 1 TL süßer Senf
- 3 EL Sonnenblumenöl
- Salz, Pfeffer
- Hefeflocken

Zubereitung: 15 Minuten
Keimzeit: ca. 4 Tage

Für 4 Personen

Zutaten
- je 1 Tasse Sonnenblumen- und Kürbiskerne
- 1 Tasse Alfalfasamen
- 1 Tasse Grünkernsprossen
- 2 reife Pfirsiche
- 1/2 Kopf Eisbergsalat
- 1/8 l Pfirsichsaft, frisch gepresst
- 1 EL Apfelessig
- 3 EL Sonnenblumenöl
- Salz, Pfeffer
- Kerbel
- 4 TL steifgeschlagene Sahne

Zubereitung: 30 Minuten
Keim- und Einweichzeit: 3 Tage

Für 4 Personen

Zutaten
- 200 g Sojasprossen
- 4 reife Kiwis
- 1 Tasse Pinienkerne
- Zitronenmelisse
- Kerbel
- 1 EL Zitronensaft
- Salz, Pfeffer
- 2 EL Nussöl

**Zubereitung: 30 Minuten
Keim- und Einweichzeit:
3 bis 4 Tage**

Sojasprossen mit Kiwi

1 Die Sojabohnen gründlich spülen, 12 Stunden einweichen und drei Tage keimen lassen.
2 Die Sprossen in einem Sieb mit kaltem Wasser spülen, abtropfen lassen und drei bis fünf Minuten über Wasserdampf erwärmen.
3 Die Kiwis schälen und würfeln, mit den Sprossen und den Pinienkernen mischen.
4 Die Kräuter waschen und klein hacken, zusammen mit Zitronensaft, Salz, Pfeffer und Nussöl zu einer Sauce rühren und über den Salat geben.

Tip Sojabohnen sollten niemals roh und ungekeimt gegessen werden, da sie einen Wirkstoff enthalten, der Verdauungsenzyme stark hemmt.

Für 4 Personen

Zutaten
- 200 g Kürbissprossen
- 200 g Feldsalat
- 300 g kernlose, süße Weintrauben
- 2 EL Zitronensaft
- 1 TL Zucker
- Salz
- 2 EL Erdnussöl
- 200 g saure Sahne

**Zubereitung: 30 Minuten
Keim- und Einweichzeit:
2 1/2 Tage**

Kürbissprossen mit Feldsalat

1 Die Kürbiskerne spülen, 12 Stunden einweichen und zwei Tage keimen lassen.
2 Die Kürbissprossen in einem Sieb unter fließendem kaltem Wasser gut spülen und abtropfen lassen.
3 Den Feldsalat putzen, gründlich waschen und trocken schwenken.
4 Die Trauben waschen, halbieren und entkernen.
5 Den Zitronensaft mit Zucker, Salz und Erdnussöl zu einer Sauce verrühren.
6 Alle Zutaten vermengen und die Salatsauce unterziehen.
7 Die saure Sahne im Becher glatt rühren und jede Portion mit einer Sahnehaube verzieren.

Tip Am besten eignen sich zum Keimen die flachen, grünen Kerne der Ölkürbisse. Kürbiskerne sollten nicht länger als zwei Tage keimen, weil sie sonst bitter werden. Sie keimen außerdem im Dunkeln besser als im Licht. Der beste Ort ist also die dunkle Vorratskammer oder der Keller.

Getreidesalat

Für 4 Personen

1 Das Getreide 12 Stunden einweichen und 1 1/2 Tage keimen lassen.

2 Das Wasser aufkochen und den Brühwürfel darin auflösen, anschließend wieder abkühlen lassen.

3 Die Paprikaschote in kleine Würfel oder Rauten schneiden und in die gekeimten Getreidekörner mischen.

4 Gemüsebrühe, Sherry- und Apfelessig sowie Salz und Cayennepfeffer verrühren, mit Öl binden und unter die Rohkost ziehen. Den Schnittlauch in dünne Röllchen schneiden und den Salat damit garnieren.

Zutaten

- 2 Tassen Weizen-, Roggen- oder Gerstensprossen bzw. eine Getreidemischung
- 1/4 l Wasser
- 1/2 Gemüsebrühwürfel
- 1 grüne Paprikaschote
- 1 EL Sherryessig
- 1 EL Apfelessig
- je 1 Prise Salz und Cayennepfeffer
- 3 EL Sonnenblumenöl
- 1 Bund Schnittlauch

Variante Als Alternative zum grünen Paprika kann man selbstverständlich auch gelben oder roten Paprika verwenden. Der erste gibt dem Salat eine süßliche Note, letzterer ist dem grünen Paprika wegen des höheren Biostoffgehalts vorzuziehen.

**Zubereitung: 15 Minuten
Einweich- und Keimdauer:
2 Tage**

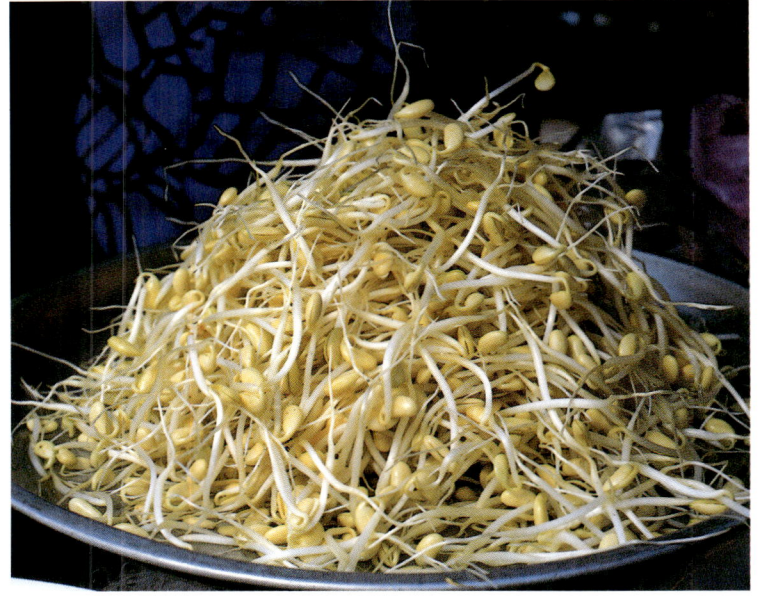

Soja-Keimlinge eignen sich hervorragend als Salate oder Salatzutaten und lassen sich innerhalb von drei Tagen selbst anbauen und ernten.

Kräcker, Fladen, Chips und süßes »Gebäck«

Trocknen statt Backen

Für alle folgenden Rezepte wird kein Backtriebmittel, also weder Backpulver noch Sauerteig oder Hefe, verwendet. Richtiges Backen ist nicht erforderlich. Es ist wesentlich schonender, den Teig bei etwa 45 °C zu trocknen. Dazu legt man ihn am besten in die Sonne, ersatzweise neben eine Heizquelle, auf das Sieb eines Dörrapparats, in den Grill oder Backofen (bei geöffneter Tür). Aber auch der Grill bzw. der Backofen darf höchstens auf 45 °C erwärmt sein, um die Inhaltsstoffe nicht ihrer Wirkung zu berauben.

Kräcker aus Getreidesprossen

Für 4 Personen

Zutaten
- 200 g Weizen- oder Dinkel- sprossen
- 100 g Gersten-, Roggen-, Hafer- oder Buchweizen- sprossen
- 1 TL Salz
- 1 TL Fenchelsamen oder Kümmel
- 2 EL Sonnenblumen- oder Olivenöl

Zubereitung: 45 Minuten
Einweich- und Keimdauer: 24 Stunden
Trockenzeit: 4 bis 5 Stunden

1 Das Keimgetreide 12 Stunden einweichen und über Nacht ankeimen lassen.

2 Die angekeimten Sprossen durch den Fleischwolf drehen oder so fein wie möglich im Mixer zerkleinern und in eine hohe Schüssel geben.

3 Die Gewürze zusammen mit dem Salz und dem Öl in die Keimlingsmasse mengen und mit den Händen kneten, bis ein Teig entsteht.

4 Dünne Fladen formen (maximal 1 Zentimeter dick) und trocknen lassen.

Tip Getreide und Getreideprodukte zählen zu den wichtigsten Grundnahrungsmitteln des Menschen. Sie enthalten viele Vitamine, Mineralstoffe und Ballaststoffe. Achten Sie beim Essen schrothaltiger Vollkornprodukte wie Mehrkornbrot, Getreidemüsli oder Weizenkeime darauf, dass Sie viel Flüssigkeit dazu trinken. Nur so können die Ballaststoffe ihre Funktion im Darm erfüllen.

Chapatis

1 Den Keimweizen 12 Stunden einweichen, über Nacht ankeimen lassen und anschließend im Mixer sehr fein zerkleinern.
2 Unmittelbar vor der Verwendung das Weizenmehl sehr fein mahlen, in die Keimmasse mischen, mit Salz und frisch gemahlenem Kümmel würzen, mit Wasser und Öl binden und zu einem festen Teig kneten.
3 Den Teig auf einem mit Mehl bestreuten Backbrett zu runden Fladen von 15 bis 20 cm Durchmesser ausrollen und im Sommer an der Sonne oder im geöffneten Backrohr bei 45 °C trocknen.

Tip Ist die Teigmasse zu trocken, so fügt man etwas Öl oder Wasser hinzu. Ist sie zu feucht, gibt man ein wenig Weizenmehl hinein. Wenn der Teig reißt und sich nicht zu Fladen ausrollen lässt, so formt man zunächst eine Rolle, von der man kleine Scheiben abschneidet und mit der flachen Hand zu runden Fladen zerdrückt.

Für 4 Personen

Zutaten
- 200 g Weizenkeimlinge
- 100 g Weizenvollkornmehl
- Salz
- 1 TL Kümmel
- 1 EL Wasser
- 2 TL Olivenöl

Zubereitung: 45 Minuten
Einweich- und Keimdauer:
24 Stunden
Trockenzeit: 4 bis 5 Stunden

Gemüsekräcker

1 Den Keimweizen 12 Stunden einweichen und einen Tag ankeimen lassen.
2 Die Möhre und den Sellerie in kleine Stücke schneiden und im Mixer zusammen mit dem gekeimten Getreide und der Kresse sehr fein pürieren.
3 Wasser, Öl, den gemahlenen Mohn und das Bouillongranulat zugeben und alles zu einem Teig kneten.
4 Auf einem bemehlten oder mit Weizenkeimen bestreuten Backbrett den Teig dünn ausrollen, in diagonale Streifen schneiden, quer dazu nochmals diagonale Streifen schneiden, so dass kleine Rauten entstehen.
5 An einem warmen Ort 2 Stunden trocknen lassen, dann umdrehen und nochmals zwei bis drei Stunden trocknen lassen. Passt zu Salaten und Dips.

Für 4 Personen

Zutaten
- 200 g Weizenkeimlinge
- 50 g Möhren
- 50 g Sellerie
- 50 g Kresse
- 1 EL Wasser
- 2 EL Sesamöl
- 1 EL Mohn
- 1 EL Gemüsebrühgranulat

Zubereitung: 45 Minuten
Einweich- und Keimdauer
1 1/2 Tage
Trockenzeit: 4 bis 5 Stunden

Für 4 Personen

Zutaten
- 200 g Linsenkeimlinge
- 100 g Buchweizensprossen
- 1 Apfel
- 1 Avocado
- 1 TL Salz
- 1 TL Oregano
- 1 EL Hefeflocken

Zubereitung: 30 Minuten
Einweich- und Keimdauer
2 bis 3 Tage
Trockenzeit: 5 bis 6 Stunden

Avocadochips

1 Den Buchweizen spülen, einweichen und zwei bis drei Tage keimen lassen.

2 Die Linsen am Abend gut spülen und über Nacht ankeimen lassen.

3 Den Apfel schälen, grob in Stücke schneiden und in den Mixer geben, die Linsenkeimlinge und die Buchweizensprossen hinzufügen.

4 Die Avocado halbieren, den Kern entfernen, das Fruchtfleisch vorsichtig mit einem Löffel von der Schale lösen und ebenfalls in den Mixer geben.

5 Alle Zutaten fein pürieren und anschließend mit Salz, Oregano und Hefeflocken abschmecken.

6 Die Masse in talergroßen Portionen mit dem Löffel auf ein mit Backpapier ausgelegtes Kuchenblech geben und fünf bis sechs Stunden gut trocknen lassen.

Tip Geschälter Buchweizen wird nur eine Stunde eingeweicht, ungeschälten Buchweizen muss man unbedingt länger, nämlich 12 bis 16 Stunden, einweichen.

Für 4 Personen

Zutaten
- 8 EL Hafer
- 4 EL Haselnüsse
- 1 TL Zimtpulver
- 8 Scheiben getrocknete Birnen
- 2 EL Zucker oder Honig
- 1 TL Sahne

Zubereitung: 30 Minuten
Einweichzeit: 2 Stunden
Trockenzeit: 1 Stunde

Haferkekse

1 Mit der Flockenpresse den Hafer zu Flocken quetschen (ersatzweise auch fertige Haferflocken verwenden) und in eine Schüssel geben.

2 Die Nüsse fein mahlen, unter die Haferflocken mischen und mit Zimt würzen.

3 Die getrockneten Birnen 2 Stunden in Wasser einweichen, anschließend das Wasser abgießen, die Birnen zerkleinern, im Mixer pürieren und in die Flockenmasse mischen.

4 Entweder mit Zucker oder Honig abschmecken, die Sahne unterrühren und gut durchmischen.

5 Aus dem Teig kleine Plätzchen formen, auf ein Backblech legen und eine Stunde trocknen lassen.

Aprikosenherzen

1 Den Weizen in der Getreidemühle und die Mandeln in der Nussmühle ziemlich fein mahlen.

2 Die getrockneten Aprikosen eine Stunde in Wasser einweichen, anschließend gut abtropfen lassen und im Mixer fein pürieren.

3 Alle Zutaten mischen, wahlweise mit dem Zucker oder Honig und mit den gemahlenen Nelken abschmecken und zu einem festen Teig verkneten.

4 Anschließend den Teig auf eine Stärke von 1 Zentimeter ausrollen und kleine Herzen ausstechen.

5 Die Herzen auf einem mit Papier ausgelegten Backblech eine Stunde an der Sonne oder, wenn dies nicht möglich ist, im offenen Backrohr bei 45 °C trocknen lassen.

Für 4 Personen

Zutaten

- 6 EL Weizenkörner
- 150 g Mandeln
- 20 getrocknete Aprikosen ohne Stein
- 2 EL Zucker oder Honig
- 1 TL gemahlene Nelken

Zubereitung: 30 Minuten
Einweichzeit: 1 Stunde
Trockenzeit: 1 Stunde

Rüblikuchen

1 Den Dinkel und den Weizen im Getreidemixer sehr fein mahlen.

2 Die Mandeln fein reiben und unter das Mehl heben.

3 Die Karotten gründlich bürsten, fein raspeln und in die Mandel-Mehl-Mischung geben.

4 Die Datteln eine Stunde in Wasser einweichen, anschließend abtropfen lassen und im Mixer zusammen mit dem Honig, dem Haselnussmus und 2 Esslöffel der Mandel-Mehl-Mischung pürieren.

5 Alle Zutaten mischen, gründlich verrühren und miteinander verkneten.

6 Den Teig in eine Springform (Durchmesser 15 Zentimeter) geben und an der Sonne oder im geöffneten Backrohr bei 45 °C trocknen lassen.

Für 4 Personen

Zutaten

- 4 EL Dinkelkörner
- 4 EL Weizenkörner
- 100 g Mandeln
- 2 mittelgroße Karotten
- 8 Datteln, entsteint
- 2 EL Zucker oder Honig
- 1 EL Haselnussmus

Zubereitung: 30 Minuten
Einweichzeit: 1 Stunde
Trockenzeit: 1 Stunde

Tip Den Rüblikuchen sollte man möglichst frisch verzehren. Er passt nicht nur zu süßem oder nussigem Brotaufstrich, sondern ebenso zu grünem Blattsalat oder zu Fenchelsalat.

Salate für Frühling und Sommer

Traubenkernöl gibt es im Feinkostladen. Etwas billiger als Traubenkernöl, aber ebenfalls sehr geschmackvoll ist Walnussöl.

Ein wichtiger Hinweis für die Zubereitung von Salatsaucen: »Man nehme Salz wie ein Weiser, Essig wie ein Geizhals, Öl wie ein Verschwender und mische alles wie ein Wilder.« Wir fügen hinzu: nicht nur Öl, sondern auch Kräuter wie ein Verschwender.

Salatsaucen werden grundsätzlich in einem Extragefäß angerührt und erst dann über den Salat gegossen. Das hat den Vorteil, dass man die Zutaten viel besser verrühren kann. Angemachter Salat welkt schneller und fällt zusammen. Deshalb den Salat erst kurz vor dem Servieren anmachen. Und grundsätzlich nur kaltgepresstes Öl verwenden!

Blattsalat mit Champignons und Pinienkernen

1 Die beiden Blattsalate putzen, gründlich waschen, trockenschwenken und dann zerteilen.

2 Die Champignons putzen und blättrig in feine Scheiben aufschneiden.

3 Die Tomate waschen, den Stielansatz entfernen und das Fruchtfleisch in kleine Würfel schneiden.

4 Aus Himbeeressig, Salz, Pfeffer, Zucker, Distelöl und Schnittlauch eine Sauce rühren. Alle Zutaten mischen und anschließend noch die Pinienkerne über den fertigen Salat streuen.

Für 4 Personen

Zutaten
- 1 kleiner Kopf Lollo rosso
- 1 Kopf Bataviasalat
- 100 g Champignons
- 1 Fleischtomate
- 2 EL Himbeeressig
- Salz, Pfeffer
- 1 Messerspitze Zucker
- 4 EL Distelöl
- 1 Bund Schnittlauch
- 2 EL Pinienkerne

Zubereitung: 30 Minuten

Tip Nutzen Sie im Sommer das vielfältige Angebot an Blattsalaten aus Freilandanbau. Immer mehr Sorten gibt es zu entdecken: Batavia, Romana, Novita, Lollo rosso, dazu die Klassiker Eisbergsalat, Kopf- oder Eichblattsalat. An warmen Tagen genügt schon das »Solo vom Blatt«, mit einer klassischen Vinaigrette nach folgendem Rezept: 1 Teil Essig, 1 Prise Pfeffer, Salz und 3 Teile Öl. Dazu gibt man, je nach Geschmack, Zucker, Senf, gehackte Zwiebel, Kräuter oder Knoblauch.

Pikanter Wildkräutersalat

1 Die Löwenzahn-, Brennnessel- und Borretschblätter putzen, waschen und trocken schwenken.

2 Den Apfel schälen und raspeln, sofort etwas Zitronensaft darüber träufeln und in die Wildkräutermischung geben.

3 Die saure Sahne gut verrühren, mit Essig und Öl vermengen, mit Salz, Pfeffer und Senf abschmecken.

4 Die Sauce locker unter den Salat mischen und mit feingewiegter Zitronenmelisse garnieren.

Tip Sammeln Sie die Wildkräuter möglichst früh, wenn die Blätter noch ganz zart und besonders aromatisch sind. Meiden Sie wegen erhöhter Schadstoffbelastung Straßenböschungen und frisch gedüngte Wiesen. Zum Pflücken der Brennnesselblätter unbedingt Handschuhe verwenden!

Für 4 Personen

Zutaten

- 300 g Löwenzahnblätter
- 100 g Brennesselblätter
- 8 Borretschblätter
- 1 Apfel
- etwas Zitronensaft
- 1 Becher saure Sahne
- 1 EL Apfelessig
- 1 TL körniger süßer Senf
- 3 EL Traubenkernöl
- Salz, Pfeffer
- Zitronenmelisse

Zubereitung: 30 Minuten

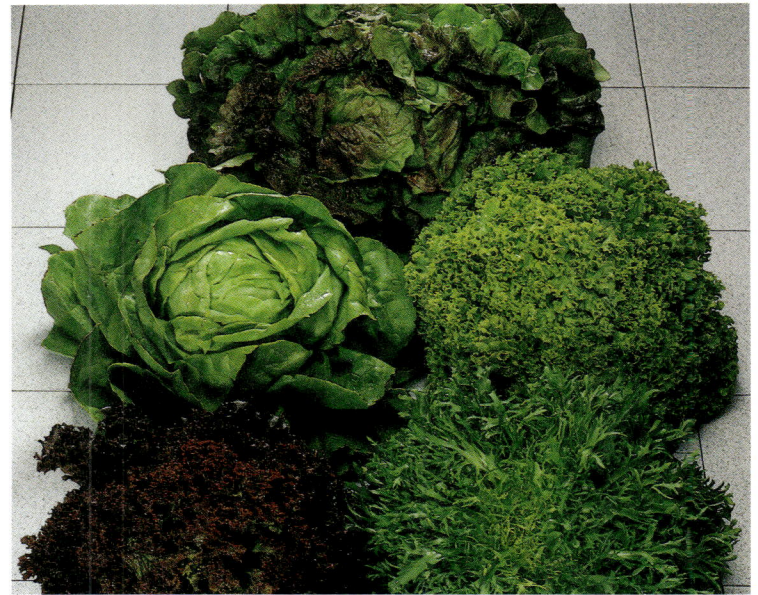

Jede Jahreszeit bietet eine Vielfalt an frischen Salaten: Batavia, Rukola, Frisee oder einfacher grüner Blattsalat – jede Sorte hat ihre eigene Geschmacksrichtung.

53

Für 4 Personen

Zutaten
- 400 g Sauerampfer
- 1 kleine Zucchini
- 1 Avocado
- Saft von 1/2 Zitrone
- 8 EL Hefeflocken
- 4 EL Wasser
- 2 EL Mandelmus
- 1 TL Salz
- Curry
- Cayennepfeffer
- 1 Tasse Pinienkerne

Zubereitung: 30 Minuten

Für 4 Personen

Zutaten
- 1 Kopf Romanasalat
- 1 Bund Radieschen
- 3 Stangen Brokkoli
- 100 g frische Champignons
- Saft von ¼ Zitrone
- 1 Tasse Crème fraîche
- 2 EL Sonnenblumenöl
- 1 Tasse Sonnenblumen-
  sprossen
- Salz, Pfeffer
- Kerbel

Zubereitung: 25 Minuten
Einweichzeit: 12 Stunden

Sauerampfersalat mit Hefeflocken

1 Den Sauerampfer verlesen, waschen und trocken schwenken, dann die Blätter zerrupfen oder in feine Streifen schneiden.
2 Die Zucchini waschen und in feine Stifte schneiden.
3 Die Avocado halbieren, den Kern entfernen, das Fruchtfleisch aus der Schale lösen, in kleine Würfel schneiden, mit Zitronensaft beträufeln und mit der Zucchini vermischen.

4 Für die Sauce die Hefeflocken mit Wasser gründlich verrühren und das Mandelmus unterheben, mit Salz, Curry und Cayenne abschmecken und unter die Zucchini-Avocado-Mischung rühren.
5 Den Sauerampfer auf 4 Portionsteller verteilen, die Salatmischung darauf anrichten und anschließend mit Pinienkernen garnieren.

Tip Hefeflocken sind auf Grund ihres hohen Gehalts an B-Vitaminen nicht nur eine gesunde Nahrungsergänzung, sie schmecken auch sehr würzig. Die Flockensauce erinnert im Geschmack an würzigen Käse.

Romanasalat mit Radieschen

1 Die Salatblätter waschen und trocken schwenken.
2 Die Radieschen gut waschen und achteln, die Brokkolistangen putzen, waschen und zerkleinern, die Champignons säubern und in feine Scheiben schneiden.
3 Sämtliche Zutaten miteinander vermischen, mit dem Saft einer 1/4 Zitrone beträufeln.

4 Die Crème fraîche und das Sonnenblumenöl verrühren, zusammen mit den drei Brokkolistangen und den Sonnenblumensprossen in einen Mixer geben und alles zu einem feinen Salatdressing pürieren.
5 Das Dressing mit Salz, Pfeffer und fein gehacktem Kerbel abschmecken, über den Salat geben und servieren.

Radieschen mit Hartkäse

1 Das Radieschengrün entfernen, die Radieschen waschen, in Scheiben schneiden und mit dem gewürfelten Käse mischen.

2 Aus Essig, Öl, Salz und Pfeffer eine Sauce rühren und unter den Salat mischen und mit Senfsprossen garnieren.

Kernige Rettichrohkost

1 Die Rettiche und den Apfel schälen und raspeln, die Radieschen waschen und in dünne Scheiben schneiden.
2 Die Sonnenblumen- und Kürbiskerne darunter mischen.

3 Aus Birnendicksaft, Essig und Öl eine Sauce rühren, mit Salz und Pfeffer abschmecken, in die Rohkost mischen und mit den feingewiegten Kräutern garnieren.

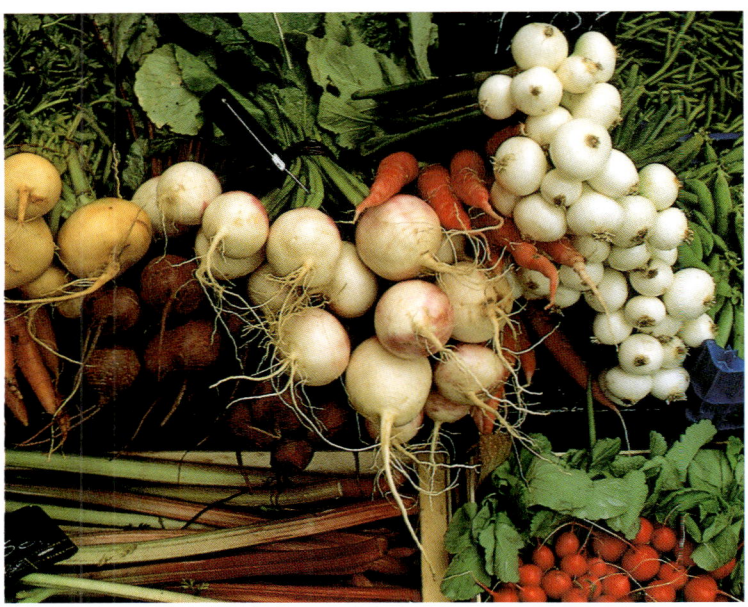

Für 4 Peronen

Zutaten
- 4 Bund Radieschen
- 200 g Hartkäse (Gouda oder Emmentaler)
- 2 EL Weinessig
- 3 EL Sonnenblumenöl
- Salz, Pfeffer
- 1 Tasse Senfsprossen (3 Tage gekeimt)

Zubereitung: 10 Minuten

Für 4 Personen

Zutaten:
- 2 kleine weiße Rettiche
- 1 säuerlicher Apfel
- 1 Bund Radieschen
- 1 EL Birnendicksaft
- je 1 Tasse Sonnenblumen- und Kürbiskerne, über Nacht angekeimt
- 1 EL Balsamicoessig
- Salz, Pfeffer
- je 1 EL frische Zitronenmelisse und Kerbel

Hildegard von Bingen (1098–1179) sagt über den Rettich: »Gegessen reinigt er das Gehirn und mindert die schädlichen Säfte der Gedärme.«

Für 4 Personen

Zutaten

- 2 Stangen Porree
- 100 g Kürbiskerne, über Nacht angekeimt
- 200 g Tofu
- 1 EL Sojasauce (Tamari)
- 1 EL Hefeflocken
- 2 Avocados
- Salz
- 4 getrocknete Aprikosen
- 1 Tasse Buchweizengrün

Zubereitung: 25 Minuten
Einweichzeit: 12 Stunden

4 Personen

Zutaten

- 3 Stangen Porree
- 2 reife Birnen
- 150 g reifer Camembert
- 2 EL Weinessig
- 3 EL Sonnenblumenöl
- 50 g Mandeln
- Salz, Pfeffer
- Minze

Zubereitung: 25 Minuten

Vorsicht beim Sammeln: Die Blätter des Bärlauchs sind denen der hochgiftigen Herbstzeitlose sehr ähnlich.

Porreesalat mit Tofusauce

1 Den Lauch putzen, die Wurzel abschneiden und die längs halbierte Stange gründlich waschen, abtropfen lassen und in feine Halbmonde schneiden.
2 Die über Nacht angekeimten Kürbiskerne unter den Lauch mischen.
3 Für die Sauce den gewürfelten Tofu mit Sojasauce, Hefeflocken und Avocados im Mixer pürieren, mit Salz abschmecken.
4 Mit den einige Stunden in Wasser eingeweichten, klein gehackten Aprikosen und mit Buchweizengrün garnieren.

Tip Verwenden Sie sowohl die grünen Lauchblätter als auch die weiße Stange. Lauchgrün enthält viel Magnesium und Beta-Karotin. Entfernen Sie deshalb beim Putzen nur das Nötigste.

Porree süß-sauer

1 Den Lauch putzen, die Wurzel abschneiden und die längs halbierte Stange gründlich waschen, abtropfen lassen, in feine, 10 Zentimeter lange Streifen schneiden und auf 4 Portionsteller verteilen.
2 Die Birnen vierteln, schälen und zusammen mit dem Zitronensaft im Mixer pürieren, den Camembert in kleine Würfel schneiden und in das Birnenpüree mischen.
3 Essig, Öl und die gehackten Mandeln verrühren, mit Salz und Pfeffer abschmecken, in die Birnen-Camembert-Mischung geben, auf den Lauchstreifen verteilen und mit feingewiegter Minze garnieren.

Variante Bärlauch statt Porree. Im späten Frühjahr wächst in Au- und feuchten Laubwäldern der Bärlauch, ein Liliengewächs wie Porree, Zwiebel oder Knoblauch. Bärlauch ist wichtig zur Entschlackung des Körpers.

Spinat mit Couscous

1 Eine Gemüsebrühe zubereiten und auf Zimmertemperatur abkühlen lassen. Den Couscous mit der Brühe übergießen und bei Raumtemperatur 30 Minuten ziehen lassen.

2 Die Spinatblätter waschen und trocken schwenken, die harten Stiele entfernen, die Blätter in feine Streifen schneiden, mit Zitronensaft beträufeln und auf 4 Teller verteilen.

3 Für die Sauce den Knoblauch mit etwas Salz zerdrücken, mit Tomatenmark, Öl und Sherry verrühren und mit Salz und Pfeffer abschmecken.

4 Die Paprika putzen, vierteln, waschen und zusammen mit der Sauce im Mixer pürieren.

5 Den Couscous auf dem Spinat verteilen, in die Mitte jeweils eine Vertiefung drücken und die Paprikamischung hineingeben. Mit Pinienkernen garnieren.

Für 4 Personen

Zutaten
- 200 ml Gemüsebrühe
- 100 g Couscous
- 500 g Spinat
- 1 EL Zitronensaft
- 2 rote Paprikaschoten
- 2 Knoblauchzehen
- 1 EL Tomatenmark
- 3 EL Olivenöl
- 1 EL Sherry
- Salz, Pfeffer
- 1 EL Pinienkerne

Zubereitung: 35 Minuten
Zeit zum Durchziehen:
30 Minuten

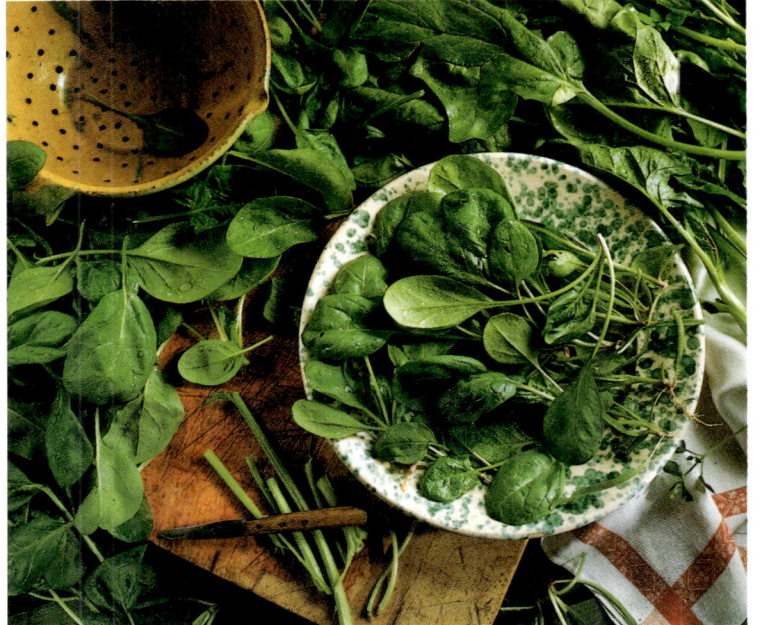

Spinat enthält eine hohe Konzentration an wertvollen Spurenelementen und Mineralien, die den Blutzuckerspiegel heben, und Müdigkeit und Lustlosigkeit vertreiben.

Für 4 Personen

Zutaten
- 4 kleine Zucchini
- 1 Avocado
- Saft von 1 Zitrone
- 500 g Spinat
- 3 EL Olivenöl
- 50 g geriebener Parmesan
- Salz, Pfeffer
- 1 Tasse Sonnenblumenkerne

Zubereitung: 35 Minuten

Für 4 Personen

Zutaten
- 4 kleine Zucchini
- 2 große Tomaten
- 100 g Champignons
- 1 Tasse trockener Weißwein
- 1 EL Balsamicoessig
- 4 EL Traubenkernöl
- 10 Estragonblätter
- Salz, Pfeffer

Zubereitung: 20 Minuten

Für 4 Personen

Zutaten
- 4 Zucchini
- 6 Knoblauchzehen
- 3 EL Mayonnaise
  (Rezept Seite 86)

**Zubereitung: 10 Minuten
(ohne Mayonnaise)**

Zucchini mit Spinatpaste

1 Die Zucchini waschen, die Enden entfernen und in dünne Scheiben schneiden.
2 Die Avocado halbieren, das Fruchtfleisch aus der Schale lösen, in kleine Halbmonde schneiden, mit etwas Zitronensaft beträufeln und unter die Zucchini mischen.
3 Für die Paste den Spinat gründlich putzen, waschen und von den Stielen befreien und zusammen mit dem restlichen Zitronensaft, dem Olivenöl und dem Parmesankäse im Mixer pürieren.
4 Mit Salz und Pfeffer abschmecken, in die Rohkost rühren und mit Sonnenblumenkernen garnieren.
Dazu passen Kracker aus Getreidesprossen oder Chapatis.

Zucchinisalat in Estragonsauce

1 Die Zucchini waschen, die Enden abschneiden und das Fruchtfleisch grob raspeln oder in Stifte schneiden.
2 Die Tomaten waschen und in kleine Dreiecke schneiden.
3 Die Champignons putzen, waschen und in feine Scheiben schneiden.
4 Zucchini, Tomaten und Champignons mischen.
5 Den Weißwein, den Essig, das Öl und die feingehackten Estragonblätter zu einer Sauce verrühren, anschließend mit Salz und Pfeffer abschmecken, in die Rohkost rühren und servieren.

Zucchini in Knoblauchmayonnaise

1 Die Zucchini waschen, die Enden entfernen, und das Fruchtfleisch in feine Scheiben schneiden.
2 Den Knoblauch mit etwas Salz zerdrücken, mit der Mayonnaise verrühren und über die Zucchinischeiben verteilen.

Bunte Gurkenschiffchen

1 Die Gurken waschen, der Länge nach halbieren und aushöhlen. Jeweils 1 Schiffchen auf 1 Teller legen, das Halbrund der Gurke gerade schneiden, damit sie flach auf dem Teller liegt. Die so erhaltenen grünen Gurkenstreifen in Stücke von 5 Zentimeter Länge schneiden.
2 Paprika und Tomaten waschen, putzen, in kleine Würfel schneiden. Die Gurkenhälften damit umranden, das Rettichgrün darauf verteilen.
3 Den Roquefort mit 2 Esslöffel heißem Wasser anrühren, Öl und Zitronensaft unterrühren, mit Salz, Cayenne und Pfeffer abschmecken.
4 Die Sauce in die Gurkenhälften geben, mit Sonnenblumenkernen bestreuen und die Gurkenstreifen wie Masten auf die Schiffchen setzen.

Für 4 Personen

Zutaten
- 2 kleine Freilandgurken
- 2 rote Paprika
- 1 grüne Paprika
- 2 Tomaten
- 1 Tasse Rettichgrün
- 120 g Roquefort
- Saft von 1/2 Zitrone
- 2 EL Sonnenblumenöl
- Salz, Cayennepfeffer, weißer Pfeffer
- 1 Tasse Sonnenblumenkerne

Zubereitung: 30 Minuten

Schlemmersalat nach griechischer Art

1 Für das Tzatziki den Magerquark mit Crème fraîche und Milch gut verrühren, den Knoblauch mit Salz zerdrücken, in den Quark mischen und mit Dill würzen. Das Tzatziki ziehen lassen, bis der Salat fertig ist.
2 Den Romanasalat putzen, zerpflücken, waschen und trocken schwenken. Die Tomaten waschen und in kleine Würfel schneiden. Die Gurke waschen, der Länge nach halbieren und in feine Halbmonde schneiden. Den Schafkäse würfeln. Vier große Salatblätter beiseite legen. Alle übrigen Zutaten mischen und die Oliven hinzufügen.
3 Aus Essig, Salz, Pfeffer, Oregano, Basilikum und Olivenöl eine Sauce rühren und in den Salat mischen.
4 Die Weinblätter abtropfen lassen. Den Salat auf vier Teller verteilen, je zwei gefüllte Weinblätter dazulegen. Auf je eine der beiseite gelegten Salatblätter das Tzatziki anrichten.

Beilage Griechisches Fladenbrot, Knoblauchbaguette oder Chapatis.

Für 4 Personen

Zutaten
- 500 g Magerquark
- 1 Becher Crème fraîche
- 4 EL Milch
- 3 Knoblauchzehen
- Salz
- Dill
- 1 Kopf Romanasalat
- 4 große Tomaten
- 1 Salatgurke
- 200 g Schafkäse (Feta)
- 12 schwarze Oliven
- 2 EL Weinessig
- Pfeffer, Oregano, Basilikum
- 4 EL Olivenöl
- 8 gefüllte Weinblätter

Zubereitung: 45 Minuten

Für 4 Personen

Zutaten

- 4 mittelgroße Möhren
- 2 säuerliche Äpfel
- Saft von 1/2 Zitrone
- 2 EL gehackte Haselnüsse
- 1 EL Nussöl

Zubereitung: 15 Minuten

Für 4 Personen

Zutaten

- 50 ml kochendes Wasser
- 1 EL Fenchelsamen
- 1 Aufgussbeutel Apfelschalentee
- 5 mittelgroße Möhren
- 1 säuerlicher Apfel
- 1 Banane
- Saft von 1/2 Zitrone
- 1 Orange
- 1 EL frisch gepresster Orangensaft
- 1 Becher Crème fraîche
- Zucker
- Salz, weißer Pfeffer
- 50 g Cashewnüsse

Zubereitung: 25 Minuten
Teezubereitung: 1 Stunde zuvor

Möhren-Apfel-Rohkost

1 Die Möhren putzen und raspeln, die Äpfel schälen, entkernen, raspeln und mit Zitronensaft beträufeln.

2 Die gehackten Haselnüsse gut mit dem Nussöl verrühren und anschließend unter die Rohkost mischen.

Tip Möhrenrohkost eignet sich für jede Jahreszeit. Besonders zarte und aromatische Möhren werden im Frühsommer im Bund (zusammen mit dem Möhrengrün) angeboten. Sie schmecken nussig und frisch, enthalten auch mehr Vitamine (vor allem Beta-Karotin, die Vorstufe des Vitamin A) als die gelagerte Ware. Allerdings sollten sie rasch verzehrt werden, weil sie schnell an Frische verlieren. Sofern die Möhren aus biologischem Anbau stammen, können Sie auch das Grün mitverwenden: Einfach waschen, klein hacken und die Rohkost damit garnieren.

Süße Möhrenrohkost

1 Mit 50 ml kochendem Wasser den frisch gemörserten Fenchelsamen und den Aufgussbeutel Apfelschalentee aufgießen und zugedeckt fünf Minuten ziehen lassen, dann abseihen und abkühlen lassen.

2 Die Möhren putzen und fein raspeln. Den Apfel schälen und raspeln, die Banane schälen und in kleine Würfel schneiden, beides mit Zitronensaft beträufeln. Die Orange schälen und in kleine Würfel schneiden. Alle zerkleinerten Zutaten miteinander vermischen.

3 Die Crème fraîche im Becher gut durchrühren, anschließend mit dem kalten Tee und dem Orangensaft mischen, mit Zucker, Salz und Pfeffer abschmecken und unter die Rohkost mischen.

4 Die Cashewnüsse klein hacken und über die Rohkost streuen.

Kohlrabi-Möhren-Salat

1 Die Kohlrabi schälen, die Möhren putzen und beides in sehr feine Stifte schneiden oder raspeln.

2 Den Weinessig mit dem Sherry und dem Nussöl verrühren, anschließend mit Salz, weißem Pfeffer und Zitronenmelisse würzen und in die Rohkost rühren.

3 Den fertigen Kohlrabi-Möhren-Salat mit den über Nacht angekeimten Sonnenblumenkernen garnieren.

Tip Kohlrabi schmeckt am besten im Mai, wenn es die ersten Freilandknollen zu kaufen oder zu ernten gibt. Jungen Freilandkohlrabi erkennt man meist an der blauvioletten Schale. Er ist ideal für die Zubereitung von Rohkost. Man schält sie ganz sparsam, indem man vorsichtig die Haut abzieht. Verwenden Sie für die Rohkost keine Knollen, die schon vernarbte Risse haben. Nichts verdirbt einem mehr den Appetit als holziges Gemüse! Achten Sie auch darauf, dass die Blätter des Kohlrabis nicht welk sind. Kohlrabi enthält große Mengen des wichtigen Spurenelements Selen, außerdem Vitamin C und Kalium.

Für 4 Personen

Zutaten
- 2 kleine Kohlrabi
- 2 mittelgroße Möhren
- 1 EL Weinessig
- 1 EL Sherry
- 2 EL Nussöl
- Salz, weißer Pfeffer
- Zitronenmelisse
- 1 Tasse Sonnenblumenkerne, angekeimt

Zubereitung: 15 Minuten
Einweichzeit: 12 Stunden

Helles Carpaccio mit Kohlrabi

1 Die Kohlrabi und die Birne schälen, vierteln, in sehr feine Scheiben hobeln und danach in 4 gleiche Portionen auf die Teller verteilen.

2 Essig, Öl, Salz und Pfeffer mit dem Meerrettich zu einer flüssigen Sauce verrühren.

3 Die Petersilie waschen und trocken schwenken, die Blätter abzupfen, fein schneiden und in die Sauce geben.

4 Die Salatsauce auf den feinen Kohlrabi- und Birnenscheiben verteilen, die Walnüsse halbieren und das Kohlrabi-Birnen-Carpaccio damit garnieren.

Für 4 Personen

Zutaten
- 2 Kohlrabi
- 1 süße Birne
- 3 EL Weißweinessig
- 6 EL Sonnenblumenöl
- Salz, Pfeffer
- 1 Strauß Petersilie
- 1 EL Meerrettich
- 30 g Walnusskerne

Zubereitung: 25 Minuten

Für 4 Personen

Zutaten
- Saft von 1 Zitrone
- 3 EL Wasser
- Salz, Pfeffer
- 250 g weißer Spargel
- 250 g grüner Spargel
- 1 Kopfsalat
- 1 Lage Kresse
- 2 EL Walnussöl
- 4 TL Mayonnaise
  (siehe Seite 86)

Zubereitung: 40 Minuten (ohne Mayonnaise)
Zeit zum Durchziehen: 4 bis 6 Stunden

Spargelsalat

1 Zitronensaft, Wasser, Salz und Pfeffer miteinander verrühren.

2 Den Spargel waschen und schälen, harte und holzige Teile entfernen, die Spargelstücke in etwa 1/2 Zentimeter lange, schräge Scheiben schneiden und einige Stunden in die Zitronenbeize legen.

3 Kurz vor dem Servieren den Kopfsalat putzen, waschen und trocken schwenken, die einzelnen kleinen Salatblätter auf 4 Portionsteller verteilen.

4 Den Spargel aus der Beize nehmen und auf den Salatblättern anrichten.

5 Die Beize mit Walnussöl verrühren und über die Rohkost gießen.

6 Je 1 Teelöffel Mayonnaise auf dem Spargel verteilen und mit Kresse garnieren.

Luxusvariante Verwenden Sie für die Rohkost nur die Spargelspitzen, und kochen Sie aus dem Rest eine Spargelsuppe. Verfeinern Sie die Rohkost außerdem noch mit etwas dünngehobelten Trüffeln.

Für 4 Personen

Zutaten
- 400 g Löwenzahnblätter
- 1/2 Tasse schwarze Oliven
- 2 Tomaten
- 1/2 Salatgurke
- 200 g Schafkäse
- 2 EL Balsamicoessig
- 2 Knoblauchzehen
- 2 EL Pinienkerne
- 3 EL Olivenöl
- frisches Basilikum

Zubereitung: 40 Minuten

Löwenzahnsalat mit Schafkäse

1 Die Löwenzahnblätter putzen, spülen, trocken schwenken und trocken tupfen, in feine Streifen schneiden.

2 Die Oliven halbieren und entkernen. Den Schafkäse in kleine Würfel schneiden.

3 Die Tomaten und die Gurke waschen und in kleine Würfel schneiden. Alle Zutaten in eine große Schüssel geben.

4 Für die Sauce die Knoblauchzehen mit etwas Salz zerdrücken und die Pinienkerne fein hacken. Mit Balsamico, Salz und Pfeffer abschmecken, mit Olivenöl binden.

5 Die Sauce in den Salat mischen und mit feingehacktem Basilikum garnieren. Dazu passen Kräcker aus Getreidesprossen oder Chapatis.

Sommersalat mit Gorgonzola

1 Den Salat putzen, waschen, trocken schwenken und zerpflücken.

2 Die Tomaten waschen, den Stielansatz entfernen und das Fruchtfleisch in kleine Würfel schneiden.

3 Die gelbe und rote Paprikaschote putzen, waschen und in sehr feine Streifen von etwa 2 Zentimeter Länge schneiden.

Alle Salatzutaten in einer Schüssel mischen.

4 Aus Essig, Salz, Pfeffer, Basilikum, Estragon und Walnussöl eine Sauce rühren, den Gorgonzola mit der Gabel zerdrücken und darunter mischen.

5 Die Käsesauce in den Salat ziehen, mit den angekeimten Kürbiskernen und den Pinienkernen garnieren.

Für 4 Personen

Zutaten

- 1 Romanasalat
- 2 Tomaten
- 1 gelbe Paprikaschote
- 1 rote Paprikaschote
- 2 EL Balsamicoessig
- Salz, Pfeffer
- Basilikum
- Estragon
- 3 El Walnussöl
- 150 g Gorgonzola
- 1 Tasse Kürbiskerne, über Nacht angekeimt
- 2 EL Pinienkerne

**Zubereitung: 30 Minuten
Einweichzeit: 12 Stunden**

Tomaten mit Mozzarella

1 Die Tomaten waschen, den Stielansatz entfernen, das Fruchtfleisch in dünne Halbmonde schneiden, auf 4 Portionstellern anrichten und mit etwas Salz und Pfeffer würzen.

2 Den Mozzarella aus der Lake nehmen, abtropfen lassen, in feine Scheiben schneiden und auf den Tomaten verteilen.

3 Die Knoblauchzehen schälen, auf einem Brett mit Salz zerdrücken, mit dem Olivenöl verrühren und auf der Tomaten-Käse-Mischung verteilen. Mit dem feingewiegten Basilikum garnieren.

Der Salat passt zu Weizenbrot, Grillfleisch und Knoblauchbaguette.

Variante Kombinieren Sie saftige, reife Tomaten mit allen frischen Grünkräutern, die Sie bekommen können: Basilikum, Oregano, Thymian, Zitronenmelisse, wenig Salbei und Rosmarin werden mit dem Wiegemesser fein zerkleinert, dazu etwas Sauerrahm oder Sanoghurt und Knoblauchbrot- oder -baguette.

Für 4 Personen

Zutaten

- 4 Fleischtomaten
- Salz, Pfeffer
- 2 Kugeln Mozzarella
- 2 Knoblauchzehen
- 4 EL Olivenöl
- 1 Handvoll frisches Basilikum

Zubereitung: 20 Minuten

Für 4 Personen

Zutaten

- 3 Schalotten mit Grün
- 4 Tomaten
- 100 g Hartkäse
  (z. B. Emmentaler)
- 1 EL Weinessig
- Salz, Pfeffer
- 3 EL Sonnenblumenöl
- 1 Bund Schnittlauch

Zubereitung: 25 Minuten

Tomatensalat mit Schalotten

1 Die Schalotten putzen und waschen, nur das dunkle Grün abschneiden, das helle Grün verwenden und wie die kleinen Zwiebeln in Ringe schneiden.
2 Die Tomaten waschen und den Stielansatz entfernen, in feine Scheiben schneiden und mit den Schalotten mischen.

3 Den Hartkäse in Würfel schneiden und unter den Salat heben.
4 Aus Weinessig, Salz, Pfeffer und Sonnenblumenöl eine Sauce rühren und in den Salat mischen. Den Schnittlauch in feine Röllchen schneiden und darüber streuen.

Marinierte Tomaten

1 Die Tomaten vorsichtig häuten (dazu kann man sie vorher eventuell kurz in siedendes Wasser tauchen), die Stielansätze sauber entfernen und das Fruchtfleisch in kleine Würfel schneiden.
2 Die Schalotten gründlich putzen und waschen und mit allen hellen Blättern sehr fein hacken.

3 Die Knoblauchzehen mit Salz zerdrücken und die Petersilie fein wiegen. Danach beides mit Schalotten, Öl, Salz und Pfeffer zu einer Marinade verrühren und die Tomaten darin einlegen.
4 Nach ca. 30 Minuten die Tomaten aus der Marinade nehmen und mit verschiedenen Blattsalaten servieren.

Für 4 Personen

Zutaten

- 4 Tomaten
- 4 Knoblauchzehen
- 2 Schalotten
- 1/2 Bund Petersilie
- 2 Tassen Olivenöl
- Salz, Pfeffer

Zubereitung: 15 Minuten

Tip Zur Verwertung der Marinade: Zarte, in dünne Scheiben geschnittene Austernpilze, Champignons oder Shiitake-Pilze 30 Minuten in der Marinade einlegen, dann etwas abtropfen lassen. Die Marinade in einer beschichteten Pfanne erwärmen und die Pilze leicht darin braten. Beides passt ausgezeichnet zu Weißbrot, Toastbrot, Fladenbrot und hellem Vollkornbrot.

Blumenkohlsalat mit Bananencurry

1 Den Blumenkohl putzen, das Grün entfernen, den Kopf halbieren und etwa 10 Minuten in kaltes Salzwasser legen.

2 Den Blumenkohl mit klarem Wasser waschen, den Strunk entfernen und den Kohl grob raspeln.

3 Die Banane schälen, der Länge nach halbieren, in sehr feine Halbmonde schneiden, mit Zitronensaft beträufeln und zusammen mit den grob gehackten Mandeln in den geraspelten Blumenkohl mischen.

4 Mandelmus, Sahne, Ahornsirup und Salz zu einer Sauce verrühren, das Currygewürz fein sieben und unterheben.

5 Die Currysauce in die Rohkost mischen und mit Himbeeren garnieren.

Tip Blumenkohl wird in Salzwasser eingelegt, damit Ungeziefer, das sich eventuell zwischen den Röschen eingenistet hat, ausgeschwemmt werden. Statt Wasser kann man auch das besonders vitaminschonende Biosmonpulver (aus dem Reformhaus) verwenden.

Ab August kommt der Blumenkohl aus heimischem Freilandanbau auf den Markt. Ab Herbst wird er aus Frankreich und Italien importiert oder kommt aus Treibhauskulturen.

Für 4 Personen

Zutaten
- 1 mittelgroßer Blumenkohl
- Salz
- 2 reife Bananen
- Saft von 1/2 Zitrone
- 1 Tasse Mandeln
- 1 EL Mandelmus
- 3 EL Sahne
- 1/2 TL Ahornsirup
- Salz
- 2 TL Curry
- 1 Tasse frische Himbeeren

Zubereitung: 30 Minuten

Blumenkohl mit Ingwerdressing

1 Den Blumenkohl putzen, das Grün entfernen, den Kopf halbieren und etwa 10 Minuten in kaltes Salzwasser legen. Dann mit klarem Wasser gründlich waschen, den Strunk entfernen und den Kohl grob raspeln.

2 Den Apfel schälen, waschen, raspeln, mit Zitronensaft beträufeln und in den geraspelten Blumenkohl mischen.

3 Sanoghurt, Nussmus, Salz und Ingwer verrühren und in die Rohkost geben. Mit gehackten Walnüssen garnieren.

Für 4 Personen

Zutaten
- 1 mittelgroßer Blumenkohl
- 1 Apfel
- Saft von 1/2 Zitrone
- 1 Becher Sanoghurt
- 1 TL Nussmus, gemischt
- Salz
- 1 TL frisch geriebener Ingwer
- 3 EL Walnüsse

Zubereitung: 30 Minuten

Salate für Herbst und Winter

Vitamine und Mineralien für die kalte Jahreszeit. Salate sollten in der Winterküche nicht fehlen.

Für 4 Personen

Zutaten
- 1 Kopf Radicchiosalat
- 2 Fenchelknollen
- 2 Orangen
- 1 Zwiebel
- 2 EL Balsamicoessig
- 1 TL Senf
- 1 Becher Crème fraîche
- 2 EL Olivenöl
- Salz, Cayennepfeffer
- Thymian

Zubereitung: 35 Minuten

Radicchiosalat mit Fenchel und Orangen

1 Den Radicchio waschen, trocken schwenken und auf 4 Portionstellern anrichten.
2 Die Fenchelknollen vierteln, waschen und in dünne Streifen schneiden.
3 Die Orangen schälen und filieren. Die Zwiebel halbieren und aufschneiden. Alles um den Radicchio gruppieren.
4 Für die Sauce Essig, Senf, Crème fraîche und Öl glatt rühren, mit Salz und Cayennepfeffer würzen, über den Salat verteilen. Mit gerebeltem Thymian bestreuen.

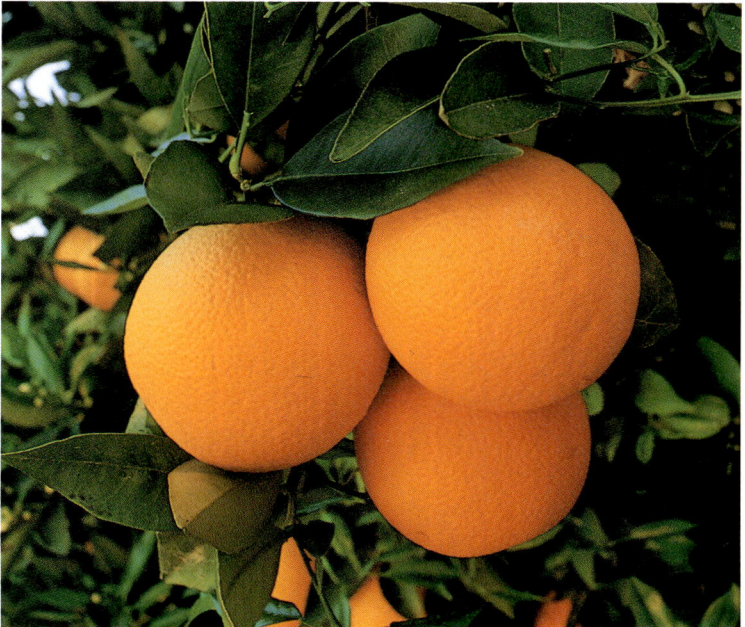

Die Vitamin-C-reichen Orangen schützen vor allem während der nasskalten Jahreszeiten vor Grippe und Erkältungen.

Endiviensalat mit Zuckermelone

1 Den Endiviensalat putzen, waschen, trocken schwenken und in feine Streifen schneiden.
2 Die Zuckermelone halbieren, die Kerne mit einem Messer entfernen. Aus dem Fruchtfleisch mit einem Pariser Löffel Kugeln herausstechen und mit dem Endiviensalat mischen.

3 Für die Sauce Rote-Bete-Saft, Apfel- und Zitronensaft mischen, mit Salz und Pfeffer abschmecken und mit Öl binden. Die Petersilie fein hacken und darunter mischen.
4 Alle Zutaten vermischen und den Salat mit Kürbiskernen garnieren.

Tip Endiviensalat schmeckt sehr bitter. Deshalb wird er gern mit Kartoffelsalat gemischt. Man sollte ihn nicht wässern, um ihn milder zu machen. Hier gehen wertvolle Inhaltsstoffe verloren. Lieber mit süßen Früchten kombinieren: Neben Melonen eignen sich auch Mandarinen, Orangen oder Mangos.

Wichtig Nur reife Melonen verwenden. Man erkennt sie am intensiven Geruch, den man am Stiel wahrnehmen kann. Auf leichten Druck gibt die Stelle gegenüber dem Stiel elastisch nach.

Für 4 Personen

Zutaten
- 1 kleiner Kopf Endiviensalat
- 1 Zuckermelone
- 1 EL Rote-Bete-Saft
- 1 EL Apfelsaft
- Saft von 1/2 Zitrone
- 3 EL Distelöl
- Salz, Pfeffer
- 1 Bund Petersilie
- 1 EL Kürbiskerne, angekeimt

Zubereitung: 30 Minuten
Keimzeit: 12 Stunden

Chicoréesalat mit Mango

1 Die Chicoréestauden halbieren, den Strunk herausschneiden, die Blätter waschen, trocken schwenken, auf 4 Portionstellern anrichten und mit Essig beträufeln.
2 Die Haut der Mangos einritzen und abziehen, das Fruchtfleisch in Scheiben vom Kern lösen, zerkleinern und auf dem Chicorée anrichten.
3 Walnussöl mit Honig, Salz und Pfeffer verrühren und über die Rohkost geben. Mit je 1 Teelöffel Sahne und Pinienkernen garnieren.

Für 4 Personen

Zutaten
- 2 Stauden Chicorée
- 1 EL Rotweinessig
- 2 Mangofrüchte
- 2 EL frisch gepresster Orangensaft
- 2 EL Walnussöl
- 1 TL Honig
- Salz, weißer Pfeffer
- 4 TL steifgeschlagene Sahne
- 1 EL Pinienkerne

Zubereitung: 35 Minuten

Für 4 Personen

Zutaten

- 3 kleine Stauden Chicorée
- 1 Apfel
- Saft von 1 Zitrone
- 4 EL Walnussöl
- 2 EL herber Weißwein
- 2 Kiwis
- 20 g eingelegter Ingwer
- 8 Paranüsse

Zubereitung: 20 Minuten

Chicorée mit Ingwerdressing

1 Die Chicoréestauden halbieren, den Strunk herausschneiden, die Blätter waschen, trocken schwenken, in etwa 1 cm breite Streifen schneiden, in eine Schüssel geben und zudecken.

2 Den Apfel schälen, raspeln, mit Zitronensaft beträufeln und mit dem Chicorée mischen.

3 Walnussöl, Weißwein und Salz verrühren. Die Kiwis schälen, der Länge nach halbieren und in feine Halbmonde schneiden. Den Ingwer in kleine Würfel schneiden.

4 Alle Zutaten vorsichtig mischen und etwa 15 Minuten ziehen lassen. Mit den klein gehackten Paranüssen garnieren.

Für 4 Personen

Zutaten

- 1 Kopf Friséesalat
- 1/2 rote Paprikaschote
- 150 g Champignons
- 1 Becher Sauerrahm
- 1 EL Balsamicoessig
- 1 EL Senf
- 1 kleine Zwiebel
- Salz, Pfeffer
- 1 gehäufter EL Kapern

Zubereitung: 25 Minuten

Friséesalat mit Champignons

1 Den Friséesalat sehr gründlich waschen, danach trocken schwenken und die Blätter zerrupfen.

2 Von der Paprikaschote das Innere und die Kerne entfernen und anschließend das Fruchtfleisch in sehr kleine Würfel schneiden.

3 Die Champignons putzen, waschen und in dünne Scheiben schneiden. Alle Salatzutaten gut mischen.

4 Den Sauerrahm glatt rühren, mit Essig und Senf würzen.

5 Die Zwiebel schälen, sehr fein würfeln und in die Salatsauce mischen. Mit Salz und Pfeffer abschmecken, unter den Salat heben.

Den fertigen Salat mit den klein gehackten Kapern garnieren.

Tip Weil Kapern sehr salzig schmecken, sollte man mit zusätzlichem Salz eher sparsam umgehen. Als Kapern werden die unreifen Blütenknospen des Kapernstrauches bezeichnet, die Blüte selbst wird nicht mehr verwendet, sie ist jedoch eine exotische Schönheit. Als Kapernersatz kann man auch die Samen der Kapuzinerkresse verwenden.

Waldorfsalat

1 Den Sellerie schälen, putzen und fein reiben. Nur die zarten Teile verwenden.

2 Die Äpfel schälen, in Würfel schneiden, mit Zitronensaft beträufeln und dazugeben.

3 Die Trauben halbieren und die Kerne mit einem spitzen Messer herausstechen.

Die Orangenspalten häuten und in Würfel schneiden. Alle Zutaten vorsichtig zusammen mischen.

4 Quark, Sahne, Öl und Zucker gut verrühren und unter die Rohkost ziehen.

Mit klein gehackten Nüssen garnieren.

Zutaten

- 1 kleine Sellerieknolle (etwa 350 g Nettogewicht)
- 2 säuerliche Äpfel
- 2 EL Zitronensaft
- 2 EL Weintrauben
- 1/2 Orange
- 2 EL Magerquark
- 3 EL Sahne
- 2 EL Walnussöl
- 1 Prise Fruchtzucker
- 1 Handvoll Walnüsse

Zubereitung: 30 Minuten

Tip Der Sellerie darf innen nicht holzig sein, das Selleriegrün sollte möglichst frisch sein. In Gemüsegeschäften liegen manchmal halbierte Knollen. Hier hat man die beste Qualitätskontrolle.

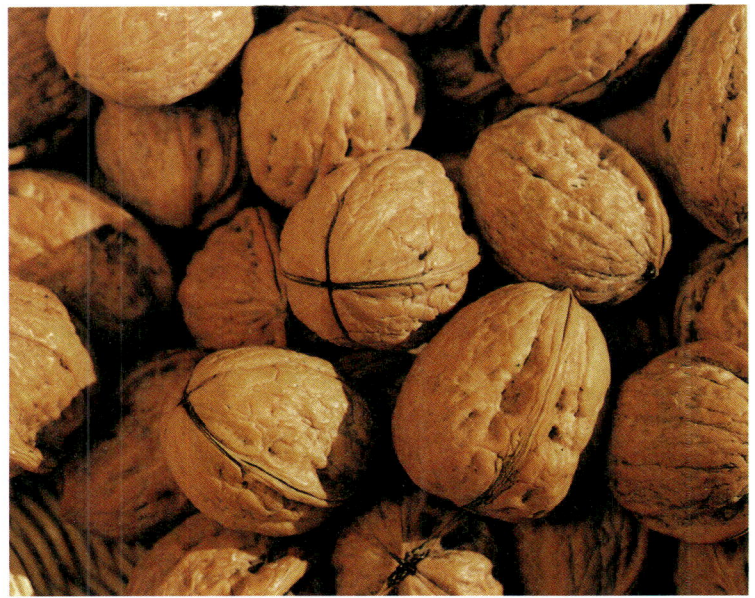

Nüsse sind im allgemeinen als Nervennahrung und Eiweißspender bekannt.

Für 4 Personen

Zutaten

- 200 g Paksoiblätter
- 3 Stangen Bleichsellerie
- 250 g Schafkäse
- 1 EL Magerquark
- 2 EL Milch
- 1 EL Olivenöl
- 1 Knoblauchzehe
- 2 EL frische oder tiefgekühlte Kräuter, z. B. Basilikum, Petersilie, Schnittlauch
- Pfeffer

Zubereitung: 30 Minuten

Für 4 Personen

Zutaten

- 6 kleine Stangen Bleichsellerie
- 1 reife Birne bzw. 4 Scheiben kernlose getrocknete Birne
- 1 Becher Bioghurt
- 250 ml Rote-Bete-Saft
- 1 EL Sahne
- Salz, Pfeffer
- 1 EL Pinienkerne
- Schnittlauch, frisch oder tiefgekühlt

Zubereitung: 25 Minuten (ohne Saft)

Staudensellerie mit Paksoi und Käse

1 Die Paksoiblätter waschen, trocken schwenken, zerkleinern und auf 4 Teller verteilen.

2 Die Selleriestangen putzen, waschen, mit Küchenkrepp trocken tupfen, in sehr feine Streifen schneiden und neben dem Paksoi anrichten.

3 Den Schafkäse mit der Gabel zerdrücken, mit Quark, Milch und Olivenöl glatt rühren. Die Knoblauchzehe sehr fein hacken und in die Quarkmasse geben, mit fein gehackten Kräutern und Pfeffer abschmecken und über die Rohkost verteilen.

Tip Je kleiner die Selleriestangen, desto zarter sind sie. Aus größeren Stangen muss man, wenn nötig, mit Hilfe eines kleines Gemüsemessers die Fäden von unten nach oben herausziehen.

Staudensellerie in Rote-Bete-Saft

1 Die Selleriestangen putzen, waschen, trocken tupfen und in sehr dünne Scheiben schneiden. Das feine Selleriegrün zerkleinern und aufbewahren.

2 Die Birne waschen (bei rauher Schale schälen) und in kleine Würfel schneiden. Die Trockenbirne etwa 1 Stunde in Wasser einweichen, abtropfen lassen und ebenfalls würfeln.

Die Selleriescheiben auf 4 Tellern verteilen und die Birne daneben anrichten.

3 Das Bioghurt im Becher gut durchrühren, mit Rote-Bete-Saft und Sahne mischen, mit etwas Salz und Pfeffer würzen und auf der Rohkost verteilen. Mit Pinienkernen, klein gehacktem Schnittlauch und Selleriegrün garnieren.

Variante Statt den Pinienkernen kann man wahlweise auch einmal angekeimte Sonnenblumen- oder Kürbiskerne verwenden.

Feldsalat mit Avocado

Für 4 Personen

Zutaten

- 250 g Feldsalat
- 2 Tomaten
- 1 Avocado
- Saft von 1 Zitrone
- 2 EL Walnussöl
- 1 Knoblauchzehe
- Salz, schwarzer Pfeffer
- frische Petersilie

Zubereitung: 30 Minuten

1 Den Feldsalat verlesen und 2- bis 3mal gründlich waschen, trocken schwenken und auf 4 Portionsteller verteilen.

2 Die Tomaten waschen und häuten, in kleine Spalten schneiden und neben dem Feldsalat anrichten.

3 Die Avocado halbieren und das Fruchtfleisch aus der Schale lösen. Eine Avocadohälfte in feine Streifen schneiden, neben dem Salat anrichten und mit der Hälfte des Zitronensafts beträufeln.

4 Die andere Avocadohälfte mit einer Gabel fein zerdrücken und mit dem restlichen Zitronensaft beträufeln. Sanoghurt und Walnussöl verrühren, den Knoblauch mit Salz zerdrücken. Alle Zutaten zu einer Creme mischen, mit Pfeffer abschmecken und über der Rohkost verteilen. Mit Petersilie oder auch gehackten Walnüssen garnieren.

Tip Geben Sie als gesunde Abwechslung auch in den Kartoffelsalat öfter einmal eine Handvoll Feldsalatblätter.

Feldsalat mit Nüssen

Für 4 Personen

Zutaten

- 300 g Feldsalat
- 1 EL Weißweinessig
- 1 EL Zitronensaft
- Salz, Pfeffer
- 1 EL Sherry
- 1 TL brauner Zucker
- 4 EL Sonnenblumenöl
- 1 TL Dijonsenf
- 4 EL Walnüsse

Zubereitung: 30 Minuten

1 Den Feldsalat verlesen, gründlich waschen und trocken schwenken.

2 Essig und Zitronensaft mit etwas Salz und Pfeffer verrühren, dann Sherry, Zucker und Senf hinzufügen.

3 Das Dressing in den Salat mischen. Die Walnüsse hacken und darüber streuen.

Tip Pikante Blattsalate schmecken noch aromatischer, wenn man unmittelbar vor der Zubereitung die Salatschüssel mit einer angeschnittenen Knoblauchzehe ausreibt. Dadurch haben Sie den Genuss, und die, die nicht mitessen durften, müssen am nächsten Tag nicht die Nase rümpfen über Ihren Knoblauchgeruch.

Für 4 Personen

Zutaten

- 500 g Topinambur
- 1 EL Rotweinessig
- 2 EL Sahne
- 2 EL Sonnenblumenöl
- Salz, Pfeffer
- 2 Äpfel
- Saft von 1 Zitrone
- 2 EL frische oder tiefgekühlte Kräuter, z. B. Thymian, Petersilie, Zitronenmelisse

Zubereitung: 30 Minuten

Topinambur in Kräutersauce

1 Die Topinambur schälen oder unter fließendem Wasser gründlich bürsten.

2 Rotweinessig mit Sahne, Sonnenblumenöl, wenig Salz und Pfeffer verrühren.

3 Die Topinambur grob raspeln und sofort mit der angemachten Sauce mischen.

4 Die Äpfel schälen, grob raspeln, und anschließend mit dem Zitronensaft beträufeln – das verhindert das Braunwerden – und in den Salat geben.

5 Den Rohkostsalat gründlich mischen und mit den geputzten und klein gehackten Kräutern garnieren.

Tip Die Topinambur wurde im 17. Jahrhundert von Seefahrern aus Amerika mitgebracht, später aber von der Kartoffel verdrängt. Anders als Kartoffeln kann man diese Wurzelknollen auch roh essen. Sie haben einen angenehm nussartigen Geschmack, gekocht erinnern sie mehr an Artischocken. Das mühselige Schälen kann man sich sparen, wenn man Knollen aus biologischem Anbau verwendet, die nur gebürstet werden müssen. Fenchel, Möhren oder Sauerkraut lassen sich sehr gut mit Topinambur kombinieren.

Für 4 Personen

Zutaten

- 500 g Steckrübe
- Salz
- 1 EL Sonnenblumenöl
- 2 Orangen
- 2 EL Nussmus
- 1 EL heißes Wasser
- 2 EL Zitronensaft
- 1 Messerspitze Zimt
- 50 g Walnüsse

Zubereitung: 30 Minuten

Steckrübe in Orangen-Nuss-Dressing

1 Die Steckrübe schälen, raspeln, mit Salz und 1 Esslöffel Sonnenblumenöl anmachen.

2 Die Orangen schälen, die Spalten filetieren und klein schneiden.

3 Das Nussmus mit warmem Wasser glatt rühren, Zitronensaft und Orangenstücke untermengen, mit Zimt abschmecken, über der Rohkost verteilen. Mit gehackten Walnüssen garnieren.

Tip Die Steckrübenrohkost auf Blattsalat anrichten. Passt gut zu Butterbrot, Toast oder Weizensemmeln mit Frischkäse.

Fruchtiger Rote-Bete-Salat

1 Die Rote Bete dünn schälen und fein raspeln.

2 Den Apfel waschen und raspeln. Die Orange schälen und in kleine Würfel schneiden. Die Banane schälen, der Länge nach halbieren, in feine Halbmonde schneiden und mit Zitronensaft beträufeln. Alle Zutaten rasch vermischen.

3 Den Sanoghurt gut durchrühren, mit Sahne und Zimt mischen und unter die Rohkost heben. Mit Kokosflocken bzw. Haselnüssen bestreuen und servieren.

Variante 1 Den Salat auf Feldsalat oder auf Fenchelstreifen servieren.

Variante 2 Statt Rote Bete kann man auch Pastinaken ausprobieren, eine fast schon vergessene Gemüsesorte, die aussieht wie weiße Möhren und einen angenehmen süß-aromatischen Geschmack hat.

Für 4 Personen

Zutaten
- 2 Rote Bete
- 1 Apfel
- 1 Orange
- 1 Banane
- Saft von 1 Zitrone
- 1 Becher Sanoghurt
- 2 EL Sahne
- 1 Prise Zimt
- 2 EL Kokosflocken oder geriebene Haselnüsse

Zubereitung: 25 Minuten

Fenchelsalat in Currysauce

1 Die Fenchelknollen putzen und waschen, den Strunk herausschneiden, das Grün klein schneiden. Die Knollen in feine Streifen schneiden.

2 Die Banane mit der Gabel zerdrücken und den Zitronensaft darüber träufeln.

3 Den Sanoghurt mit der Sahne und dem Bananenmus verrühren, mit Curry, Ingwer und Salz abschmecken und dem Fenchel und der Banane beimengen. Vor dem Servieren mit fein gehacktem Fenchelgrün bestreuen.

Variante Den sehr nussig schmeckenden rohen Fenchel kann man auch hervorragend mit Apfel kombinieren, mit etwas Zitronensaft, Salz und Öl anmachen und mit grob gehackten Nüssen garnieren.

Für 4 Personen

Zutaten
- 2 bis 3 Fenchelknollen
- 1 reife Banane
- 2 EL Zitronensaft
- 1 Becher Sanoghurt
- 1 EL Sahne
- 1/2 TL Currypulver
- 1 Prise gemahlener Ingwer
- Salz

Zubereitung: 15 Minuten

Für 4 Personen

Zutaten

- 1 Aufgussbeutel Apfeltee
- 1 Tasse kochendes Wasser
- 10 Dörrpflaumen
- 1 Schale Wasser
- 400 g Rotkohl
- 1 TL Salz
- 50 g Sellerieknolle
- 2 EL Zitronensaft
- 1 Becher Sanoghurt
- 1 EL Distelöl
- 2 EL Walnusskerne

Zubereitung: 30 Minuten
Zeit zum Durchziehen:
20 Minuten
Vorbereitungen:
2 Stunden zuvor

Rotkohl mit Dörrpflaumen

1 Den Apfeltee mit 1 Tasse kochendem Wasser aufgießen und zugedeckt 5 Minuten ziehen lassen.

2 Die Dörrpflaumen 2 Stunden in kaltem Wasser einweichen, dann abtropfen lassen und in kleine Würfel schneiden.

3 Vom Rotkohl die äußeren Blätter und den Strunk entfernen, anschließend unter fließendem Wasser abspülen und mit dem Gemüsehobel fein schneiden. Die Kohlstreifen in eine Schüssel geben, salzen, mit der Faust einstampfen und 10 Minuten ziehen lassen.

4 Inzwischen den Sellerie putzen und sehr fein raspeln.

5 In einer großen Tasse Sanoghurt, Zitronensaft, den kalten Tee und das Distelöl glatt rühren.

6 Den Sellerie und die Pflaumen in den mürben Rotkohl mischen, das Dressing unterheben und nochmals 10 Minuten ziehen lassen.

7 Die kleingehackten Walnüsse darüber streuen.

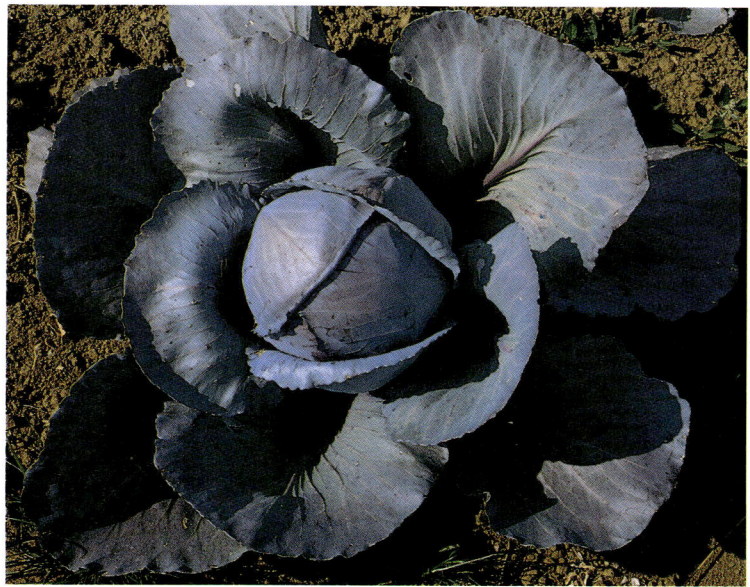

Rotkohl entwässert und entgiftet, wirkt blutdrucksenkend und stärkt das Immunsystem.

Chinakohl mit Sojasprossen und Trauben

1 Den Teebeutel mit kochendem Wasser aufgießen, zugedeckt 5 Minuten ziehen lassen.
2 Die äußeren Blätter des Chinakohls entfernen, die Staude unter fließendem Wasser waschen, trocken schwenken, klein schneiden und mit den Sojasprossen mischen.

3 Die Trauben halbieren, entkernen und zur Rohkost geben.
4 Aus dem kalten Apfeltee, Zitronensaft, Öl, Salz, Zucker und Nelkenpulver eine Sauce rühren und mit der Rohkost vermengen. Etwa 5 Minuten ziehen lassen, mit den Nüssen bestreuen und servieren.

Für 4 Personen

Zutaten
- 1 Aufgussbeutel Apfeltee
- 1 Tasse kochendes Wasser
- 1/2 Staude Chinakohl
- 1 Tasse Sojasprossen
- 200 g süße Trauben
- Saft von 1/2 Zitrone
- 4 EL Walnussöl
- je 1 Prise Salz und Zucker
- 1 Prise Nelkenpulver
- 1 EL klein gehackte Paranüsse

Zubereitung: 25 Minuten
Teezubereitung: 1 Stunde zuvor

Chinakohl-Algen-Salat

1 Die Algen etwa 15 Minuten in kaltem Wasser einweichen, dann herausnehmen, abtropfen lassen und in kurze, dünne Streifen schneiden, das Einweichwasser aufbewahren.
2 Vom Chinakohl die äußeren Blätter entfernen, die Staude gut spülen, trocken schwenken, ebenfalls in kurze, dünne Streifen schneiden und mit Öl und Salz anmachen.
3 Die Dinkelsprossen (siehe Zubereitungsanleitung Seite 47)

zusammen mit Algen und Chinakohl auf 4 Portionstellern verteilen.
4 Die Orange und die Mandarine schälen, filetieren, neben der Rohkost anrichten.
5 Den Honig in 1 Esslöffel warmem Wasser auflösen, mit Einweichwasser, Apfelessig, Nussmus und Gewürzen verrühren, ein wenig salzen und auf der Rohkost verteilen. Jede Portion mit einer Sahnehaube und etwas Möhrenraspel garnieren.

Für 4 Personen

Zutaten
- 20 g getrocknete Algen
- 1 Tasse Einweichwasser
- 1/2 Staude Chinakohl
- 2 EL Walnussöl, Salz
- 1 Tasse Dinkelsprossen
- 1 Orange
- 1 Mandarine
- 1 TL Honig
- 1 EL Apfelessig
- 1 EL Nuss- oder Mandelmus
- je 1 Messerspitze Muskat und Safran
- 4 EL steif geschlagene Sahne
- 1 Möhre, fein geraspelt

Zubereitung: 40 Minuten

Tip In der japanischen Küche sind die magnesiumhaltigen und mineralstoffreichen Algen sehr beliebt. Für Salate verwendet man dort wegen ihres milden Geschmacks und ihrer zarten Blätter die Meeresalge Wakame.

Für 4 Personen

Zutaten
- 1/8 Liter Wasser
- 1 TL Gemüsebrühegranulat
- 3 EL Sherry
- 3 EL Sonnenblumenöl
- 1 Messerspitze scharfer Senf
- Salz, Pfeffer
- gemahlener Kümmel
- 1/2 Wirsingkopf
- 1 rote Paprikaschote

**Zubereitung: 30 Minuten
Zeit zum Durchziehen:
20 Minuten
Vorbereitungen: 1 Stunde
zuvor**

Für 4 Personen

Zutaten
- 1/2 Weißkohl
- 1 gestr. TL Salz
- 2 EL Weißweinessig
- 4 EL Sonnenblumenöl
- Pfeffer
- 1 EL Kümmel bzw. 1 TL Kümmelpulver
- 2 Knoblauchzehen

**Zubereitung: 30 Minuten
Zeit zum Durchziehen:
1 1/4 Stunden**

Wirsingsalat in Sherrysauce

1 Das Wasser aufkochen, das Granulat darin auflösen und die Brühe abkühlen lassen.

2 Die kalte Brühe mit Sherry, Öl, Senf und den Gewürzen verrühren.

3 Den Wirsing putzen, waschen, in feine Streifen schneiden, in die Sherrysauce einlegen und 20 Minuten ziehen lassen.

4 Die Paprikaschote putzen und in kleine Würfel schneiden. Kurz vor dem Servieren in den Wirsingsalat mischen.

Japanische Variante Servieren Sie gedünstete Shiitakepilze (Asien- oder Feinkostladen) dazu. Shiitake sollte man nicht roh essen, ihr gesundheitlicher Nutzen ist trotzdem enorm: Sie haben tumorhemmende, cholesterinsenkende und antivirale Wirkung.

Tip Wer einen empfindlichen Darm hat, sollte alle Kohlsalate mit gemahlenem Kümmel würzen. Das hilft gegen Blähungen.

Pikanter Weißkohlsalat

1 Die äußeren Kohlblätter und den Strunk entfernen. Den Kohl unter fließendem Wasser spülen, mit dem Gemüsehobel fein hobeln, mit Salz vermengen, mit der Faust ein wenig stampfen und 1 Stunde ziehen lassen.

2 Aus Essig, Öl, Pfeffer und frisch gemörsertem Kümmel eine Sauce rühren. Die Knoblauchzehen zerdrücken und ebenfalls in die Sauce geben. Alle Zutaten mischen und nochmals 15 Minuten ziehen lassen.

Tip Für sehr empfindliche Menschen ist roher Weißkohl nicht zu empfehlen. Bekömmlicher ist Weißkohlsaft oder milchsauer vergorener Kohl: das gute alte Sauerkraut.

Weißkohlsalat mit beschwipsten Rosinen

1 Die Rosinen in Sherry einweichen und 1 Stunde quellen lassen. Den Sherry eventuell zum Dessert servieren.
2 Vom Weißkohl die äußeren Blätter und den Strunk entfernen. Den Kohl gründlich waschen, mit dem Gemüsehobel dünn hobeln, mit Salz vermengen und danach 1 Stunde ziehen lassen.

3 Den Apfel waschen, raspeln und mit Zitronensaft beträufeln.
4 Öl, Sahne, Pfeffer und den frisch gemörserten Kümmel zu einer Sauce rühren. Alle Zutaten mischen und anschließend nochmals 10 Minuten durchziehen lassen. Vor dem Servieren die Walnüsse auf die Rohkost streuen.

Variante Statt eingeweichter Rosinen können Sie auch 200 Gramm frische kernlose Trauben verwenden und den Salat mit etwas Sherry anmachen.

Für 4 Personen

Zutaten
- 4 EL Rosinen
- 1 Tasse Sherry
- 1/2 Weißkohl
- 1 TL Salz
- 1 Apfel
- Saft von 1 Zitrone
- 2 EL Walnussöl
- 2 EL Sahne
- Pfeffer
- 1 EL Kümmel
- 2 EL Walnüsse

Zubereitung: 30 Minuten
Einweichzeit: 1 Stunde
Zeit zum Durchziehen:
10 Minuten

Sauerkraut mit Ananas

1 Das frische Sauerkraut gut abtropfen lassen, in eine große Schüssel geben und mit einer Gabel locker zerpflücken. Das Kraut mit dem Apfelsaft vermengen und mindestens 15 Minuten ziehen lassen – der Apfelsaft macht das Kraut aromatisch.

2 Die Ananas klein würfeln.
3 Sauerrahm, Distelöl, Salz und Kümmel zu einer Sauce rühren.
4 Das Sauerkraut mit der Ananas, der Sauce und den Kapern mischen und die Pinienkerne darüber streuen.

Tip Wer im kalten Winter auf warmes Sauerkraut nicht ganz verzichten will, sollte nur zwei Anteile Sauerkraut dünsten und einen Teil rohes nach dem Kochen unter das gedünstete Kraut mischen.

Für 4 Personen

Zutaten
- 500 g Sauerkraut
- 150 ml Apfelsaft
- 3 Scheiben frische Ananas
- 1 Becher Sauerrahm
- 1 EL Distelöl
- Salz
- 1 Prise Kümmel, frisch gemahlen
- 1 TL Kapern
- 2 EL Pinienkerne

Zubereitung: 20 Minuten
Zeit zum Durchziehen:
15 Minuten

Kalte Vorspeisen

Bei Vorspeisen können Sie bestens improvisieren: Die meisten Salat- und Gemüsezutaten sind austauschbar.

Tofuplatte

Für 4 Personen

Zutaten

- 1 Aufgussbeutel Malventee
- 50 ml kochendes Wasser
- 200 g Tofu
- Saft von 1 Zitrone
- 2 EL frische Zitronenmelisse
- 1 Fenchelknolle
- 2 Äpfel
- 4 mittelgroße Möhren
- 1 Kopf Eichblattsalat
- 200 g milchsaure Rote Bete
- 2 EL Balsamicoessig
- 1 EL Sahne
- 2 EL Walnussöl
- 1 Tasse Sonnenblumenkerne
- 1 Bund frisches Basilikum
- Salz
- 1 Lage Kresse

Zubereitung: 40 Minuten
Teezubereitung: 1 Stunde zuvor

1 Den Teebeutel mit kochendem Wasser aufgießen, 5 Minuten ziehen lassen, kalt stellen.

2 Den Tofu in Scheiben schneiden, auf einer großen Platte anrichten, mit der Hälfte des Zitronensafts beträufeln und die fein gehackte Zitronenmelisse darauf verteilen.

3 Den Fenchel putzen, den harten Strunk entfernen, das Fenchelgrün abschneiden und beiseite legen. Die Knolle in feine Streifen schneiden.

4 Die Äpfel waschen, raspeln und mit dem restlichen Zitronensaft beträufeln.

5 Die Möhren, fein raspeln und mit den Äpfeln vermischen.

6 Den Eichblattsalat putzen, waschen, trocken schwenken, zerpflücken und auf der Platte anrichten.

7 Die milchsaure Rote Bete abtropfen lassen und zusammen mit dem restlichen Gemüse auf der Platte anrichten.

8 Den kalten Malventee mit Essig, Sahne, Öl, Sonnenblumenkernen, klein gehacktem Basilikum und Salz zur Sauce verrühren und über die Gemüse geben. Mit Kresse und Fenchelgrün garnieren.

Variante Probieren Sie statt Tofu auch einmal Algen. Es gibt verschiedene Sorten, alle sind von größtem Wert für die Gesundheit. Sie stärken die Immunabwehr und haben tumorhemmende sowie blutdrucksenkende Eigenschaften. Die Algenblätter werden nach der Ernte von Hand aufeinander geschichtet und langsam in der Sonne getrocknet, anschließend gepresst oder klein geschnitten. Einige der am häufigsten verwendeten Speisealgen sind Kombu, Nori oder Wakame.

Spezial-Sushis

1 Das Gemüsebrühgranulat im kochenden Wasser auflösen und abkühlen lassen.

2 Die Noriblätter mit der Schere von der schmalen Seite in 2 Zentimeter breite Streifen schneiden und 15 Minuten in kaltem Wasser einweichen.

3 Inzwischen die Ingwerwurzel und die Hälfte der Spinatblätter sehr fein hacken, am besten mit dem Wiegemesser. Die restlichen Spinatblätter beiseite legen.

4 Den Dinkel in die kalte Gemüsebrühe rühren, den Tofu mit dem Messer zerkleinern, im Mixer pürieren und zusammen mit dem gehackten Spinat in die Dinkelmasse mischen.

5 Aus je 1 gestrichenen Esslöffel der Dinkelmischung kleine Kugeln formen und in die Algenstreifen einrollen.

6 In die Oberseite des Röllchens eine kleine Delle drücken und jeweils 1 Spinatblättchen hineinlegen.

Für 4 Personen

Zutaten
- 1 TL Gemüsebrühe (Granulat)
- 1 EL kochendes Wasser
- 2 bis 3 Noriblätter
- 1/2 l kaltes Wasser
- 1 eingelegte Ingwerwurzel
- 1 Tasse Dinkelkörner, angekeimt
- 100 g Tofu
- 1 Tasse Spinatblätter, geputzt

Zubereitung: 40 Minuten

Asiatische Sojaröllchen

1 Die Reispapierblätter ca. 30 Minuten in Wasser quellen lassen. Dazu legt man sie zwischen feuchte Küchentücher, jeweils 1 Reispapierblatt auf 1 Stück Tuch.

2 Inzwischen den Tofu mit Orangensaft, Sojasauce, Nussöl und Sherry im Mixer pürieren und mit Salz abschmecken.

3 Die Möhren sehr fein raspeln, mit den Sonnenblumen- und Sojakeimen mischen und mit Salz abschmecken.

4 Je einen Streifen Möhren-Keime-Mischung auf das eingeweichte Reispapierblatt legen, zum unteren und seitlichen Rand etwa 1 Zentimeter Abstand lassen. Die seitlichen Ränder einklappen und das Blatt vom unteren Ende fest rollen.

5 Die gefüllten Reispapierblätter dritteln und auf Portionsteller verteilen, mit der Tofusauce anrichten und mit Brokkoliröschen garnieren und servieren.

Für 4 Personen

Zutaten
- 8 Reispapierblätter (Durchmesser 15 cm)
- 200 g Tofu
- Saft von 3 Blutorangen
- Sojasauce
- 4 EL Nussöl
- 2 EL Sherry
- Salz
- 1 TL Zucker
- 100 g Sojabohnenkeime
- 100 g Sonnenblumenkeime
- 2 mittelgroße Möhren
- Salz
- 8 Brokkoliröschen

Zubereitung: 45 Minuten

Für 4 Personen

Zutaten
- 20 g Agar-Agar
- 1 l Flüssigkeit (z. B. Wasser oder Gemüsebrühe)

Zubereitung: 15 Minuten

Agar-Agar-Basis für Sülze

1 Das Pulver in einer Tasse mit wenig Flüssigkeit glatt rühren. Die restliche Flüssigkeit zum Kochen bringen und vom Herd nehmen.

2 Das angerührte Pulver hineingießen und die Mischung nochmals kurz aufkochen.

3 Ein paar Tropfen davon auf einen kalten Teller geben. Nach 1 bis 2 Minuten muss die Flüssigkeit erstarrt sein, jedoch reißen, wenn man den Finger hindurchzieht. Ist sie zu wenig fest, rührt man nochmals ein wenig Agar-Agar in etwas Wasser an und kocht die Mischung kurz auf.

Tip Agar-Agar ist ein pflanzliches Geliermittel auf Algenbasis. Man bekommt es im Reformhaus.

Für 4 Personen

Zutaten
- 5 mittelgroße Möhren
- 1/2 Zucchini
- 1 kleine Rote Bete
- 1 Tasse Brokkoliröschen
- 1 Tasse Blumenkohlröschen
- 50 g kleine Champignons
- 2 Tassen Sprossen nach Wahl
- 1 Tasse Mangold
- 20 g Agar-Agar
- 1 l Wasser oder Gemüsebrühe

Zubereitung: 40 Minuten

Buntes Gemüse in Agar-Agar

1 Die Möhren, die Zucchini und die Rote Bete putzen und in Scheiben bzw. Halbmonde schneiden.

2 Die Brokkoli- und die Blumenkohlröschen sowie die Champignons längs in Streifen schneiden.

3 In einer Springform aus dem Gemüse ein Muster legen, die Hohlräume mit Sprossen bzw. mit übrigem Gemüse auffüllen.

4 Die Mangoldblätter locker oben auf legen und die Agar-Agar-Lösung (siehe oben) über das Gemüse gießen.

5 Kaltstellen und nach 1 Stunde servieren. Dazu auf einen Teller stürzen und in Scheiben anschneiden.

Tip Achten Sie beim Schichten der verschiedenen Gemüsesorten unbedingt darauf, dass sie nicht zu dicht gedrängt aufeinander liegen. Es müssen überall Lücken sein, damit die Flüssigkeit das Gemüse binden kann und das Gemüse durchgezogen ist.

Pikante Brotaufstriche

Für eine Zwischenmahlzeit besonders gut geeignet: würzige Aufstriche, die auch als Dips verwendet werden können.

Kräuterquark

1 Den Quark in eine Schüssel geben und mit Milch glatt rühren.
2 Die Knoblauchzehen mit dem Salz zerdrücken, in den Quark mischen und mit Pfeffer würzen.
3 Die Kräuter mit dem Wiegemesser fein zerkleinern und in den Quark rühren.

Variante Statt Magerquark kann man auch einmal halbfetten Quark verwenden und etwas Sahne einrühren.

Für 4 Personen

Zutaten
- 500 g Magerquark
- 4 EL Milch
- 2 Knoblauchzehen
- Salz, schwarzer Pfeffer
- 1 Handvoll frische Kräuter, z. B. Schnittlauch, Dill, Petersilie

Zubereitung: 10 Minuten

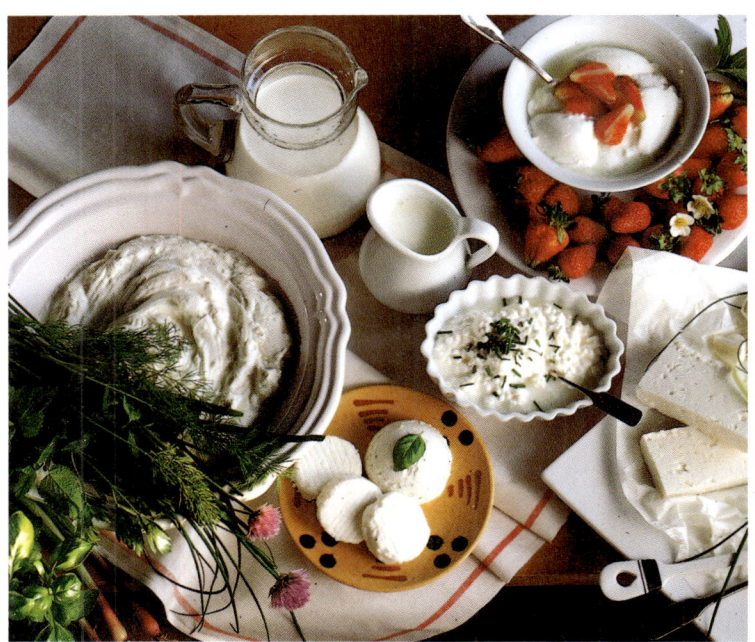

Vollwertiges, Gesundes und Köstliches aus Milch, Quark, Käse und Kräutern für den Proteinhaushalt im Körper.

Für 4 Personen

Zutaten
- 50 g Butter, zimmerwarm
- 200 g Magerquark
- 1 EL Milch
- 1 Prise Salz
- 1 EL frisch geriebener Meerrettich

Zubereitung: 15 Minuten

Für 4 Personen

Zutaten
- 200 g Tofu
- 1 EL Mandelmus
- 1 EL Hefeflocken
- 1 TL Sojasauce
- 1 kleine Zwiebel
- 1 Bund Dill
- Salz, weißer Pfeffer

Zubereitung: 10 Minuten

Für 4 Personen

Zutaten
- 100 g schwarze Oliven
- 1 Knoblauchzehe
- 1 kleine weiße Zwiebel
- 1 Becher Sanoghurt
- 250 g Doppelrahmfrischkäse
- 1 EL Milch
- Salz, schwarzer Pfeffer
- Oregano, Basilikum

Zubereitung: 15 Minuten

Meerrettich-Aufstrich

1 Die Butter mit dem Schneebesen schaumig rühren, löffelweise den Quark unterheben und mit Milch binden.

2 Anschließend den frisch geriebenen Meerrettich hinzufügen und den Aufstrich mit einer Prise Salz abschmecken.

Tip In einer Schale anrichten und mit Petersilie garnieren. Der frische Meerrettich-Aufstrich passt hervorragend zu Vollkornbrot, Knäckebrot, Schinkenröllchen und Lachs. Im Sommer kann man einfach Äpfel und ein paar geriebene Nüsse dazu essen.

Tofu-Aufstrich

1 Den Tofu zusammen mit dem Mandelmus, den Hefeflocken und der Sojasauce im Mixer pürieren.
2 Die Zwiebel sehr fein hacken, den Dill waschen, mit einem Küchentuch trocken tupfen und mit dem Wiegemesser fein schneiden.
3 Anschließend gehackten Dill und Zwiebel in die Püriermasse einrühren. Vor dem Servieren mit Salz und weißem Pfeffer abschmecken.

Olivenpaste

1 Die Oliven entsteinen, mit dem Messer grob zerkleinern und in den Mixer geben.
2 Den Knoblauch mit etwas Salz oder mit der Presse zerdrücken, die Zwiebel in Würfel schneiden und zusammen mit den Olivenstücken im Mixer fein pürieren.
3 Sanoghurt und Frischkäse unterziehen und mit der Milch glatt rühren. Mit Salz, Pfeffer, Oregano und Basilikum würzen und mit Fladen- oder Weißbrot servieren.

Kürbiskernpaste

1 Die Kürbis- und Sonnenblumenkerne über Nacht einweichen.
2 Vor der Zubereitung aus dem Wasser nehmen, abtropfen lassen, in den Mixer geben und zusammen mit der Sojasauce und den Hefeflocken pürieren.

Für 4 Personen

Zutaten
- 2 Tassen Kürbiskerne
- 1 Tasse Sonnenblumenkerne
- 2 EL Sojasauce
- 1 EL Hefeflocken

Zubereitung: 5 Minuten

Avocadocreme

1 Die Tomate schälen, zerkleinern und im Mixer pürieren.
2 Die Avocados halbieren, den Kern entfernen, das Fruchtfleisch von der Schale lösen, mit Zitronensaft pürieren und mit dem Tomatenmus mischen.
3 Die Crème fraîche im Becher glatt rühren und in die pürierte Tomaten-Avocado-Masse mischen.
4 Mit Salz und Pfeffer abschmecken und mit fein gehacktem Schnittlauch garnieren.

Tip Reife Avocados erkennt man daran, dass sie auf leichten Druck mit dem Daumen nachgeben. Sehr weiche Früchte sind innen oft schon fleckig, matschig und nicht gerade wohlschmeckend. Harte Früchte am besten zu Hause an einem dunklen, warmen Ort ausreifen.

Für 4 Personen

Zutaten
- 1 große Tomate
- 2 reife Avocados
- Saft von 1 Zitrone
- 1 Becher Crème fraîche
- Salz, weißer Pfeffer
- frischer Schnittlauch

Zubereitung: 10 Minuten

Spinatpaste

1 Den Käse mit Zitronensaft, Salz und Pfeffer verrühren. Das Biobin in heißem Wasser anrühren und die Masse damit binden.
2 Den Spinat gründlich putzen, waschen, trocken schwenken und zusammen mit den Sonnenblumenkernen und dem Balsamicoessig im Mixer zu einer Paste pürieren.
3 Alle Zutaten vermischen und mit frisch gehacktem Kerbel garnieren.

Für 4 Personen

Zutaten
- 250 g Doppelrahmfrischkäse oder Mascarpone
- Saft von 1/2 Zitrone
- Salz, Pfeffer
- 1 TL Biobin
- 1 EL kochendes Wasser
- 200 g frische Spinatblätter
- 2 EL Sonnenblumenkerne, angekeimt
- 1 EL Balsamicoessig
- 1 EL Kerbel

Zubereitung: 20 Minuten

Für 4 Personen

Zutaten
- 200 g Himbeeren, Johannisbeeren, Erdbeeren oder Heidelbeeren
- Saft und Schale von 1/2 Zitrone, unbehandelt
- 100 g Fruchtzucker/ Honig
- 5 gestrichene TL Apfelpektin
- 1/2 TL gemahlener Zimt

Zubereitung: 15 Minuten

Für 4 Personen

Zutaten
- 2 Kiwis
- 2 reife Birnen
- 1 TL Apfelpektin
- 1 TL Ahornsirup

Zubereitung: 15 Minuten

Für 4 Personen

Zutaten
- 200 g getrocknete Datteln, entsteint
- 25 g Mandeln
- 25 g Haselnüsse
- Mark von 1/2 Vanilleschote

Zubereitung: 20 Minuten
Einweichzeit: 1 Stunde

Süße Brotaufstriche

Bedenken Sie bei süßen Aufstrichen, dass jede Marmelade oder Konfitüre, aus frischen Früchten hergestellt, nur wenige Tage haltbar ist. Das Pektin bindet besser, wenn man es in kochendem Wasser anrührt.

Beerenmarmelade

1 Die Beeren im Mixer pürieren. Die restlichen Zutaten löffelweise bei laufendem Gerät untermischen.
2 Schraubgläser gründlich spülen oder mit kochendem Wasser reinigen und abtropfen lassen.
3 Die Marmelade in die Gläser abfüllen, gut verschließen und im Kühlschrank aufbewahren, rasch verbrauchen.

Kiwi-Birnen-Marmelade

1 Kiwis und Birnen schälen und das Kernhaus entfernen. Die Früchte im Mixer pürieren.
2 Das Pektin und den Ahornsirup gründlich unter die Früchte mischen.

Dattelkonfitüre

1 Die Datteln entsteinen und 1 Stunde in Wasser einweichen, dann abseihen und im Mixer pürieren.
2 Die Nüsse und Mandeln fein mahlen und zusammen mit dem Vanillemark in das Dattelmus mischen.
3 Die fertige Konfitüre in ein gut gereinigtes Schraubglas füllen und im Kühlschrank aufbewahren.

Die Dattelkonfitüre ist, kühl gelagert, zwischen zwei und drei Wochen haltbar.

Orangencreme

1 Die Orangen schälen, die einzelnen Orangenspalten häuten und das Fruchtfleisch im Mixer pürieren.

2 Das Biobin in heißem Wasser anrühren und zusammen mit der Orangenschale, dem Vanillemark und dem Honig gut mischen und unterrühren.

3 Den Quark in einer Schüssel mit der Sahne glatt rühren, das vorher zubereitete Orangenmus und den Cointreau vorsichtig unterziehen.

4 Die Orangencreme in ein gereinigtes Schraubglas abfüllen und im Kühlschrank aufbewahren.

Für 4 Personen

Zutaten
- 3 Orangen
- 1 TL Orangenschale, unbehandelt
- 1 TL Biobin
- 1 EL kochendes Wasser
- Mark von 1 Vanilleschote
- 1 EL Honig
- 250 g Quark, halbfett
- 1 TL Cointreau

Zubereitung: 25 Minuten

Carobcreme

1 Die Haselnüsse und die Mandeln in einer Nussmühle fein mahlen.

2 Carob, Kakao, Zimt und Ahornsirup unterrühren. Bei Bedarf mit etwas Milch binden.

Für 4 Personen

Zutaten
- 50 g Haselnüsse
- 50 g Mandeln
- 2 EL Carobpulver
- 1 EL dunkles Kakaopulver
- 1 EL Zimtpulver
- 5 EL Ahornsirup

Zubereitung: 15 Minuten

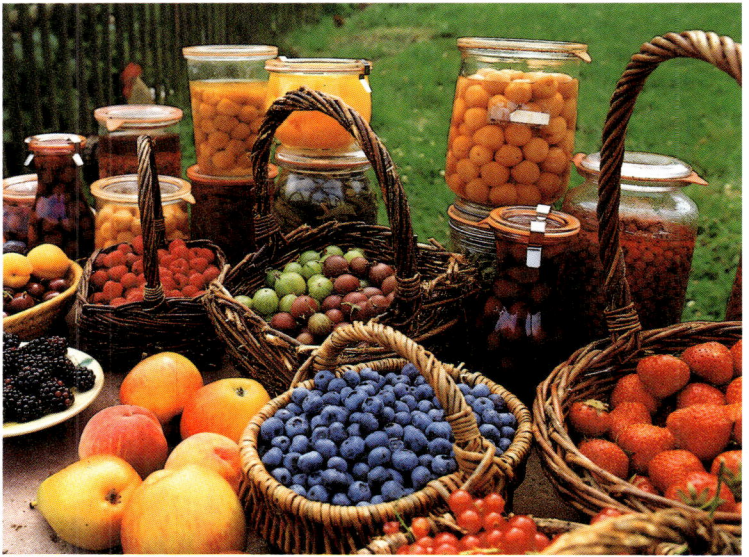

Die Zubereitungs- und Verarbeitungsmöglichkeiten von Früchten aller Art sind nahezu unerschöpflich: ob als Rohkost, als Kompott, Marmelade als Süßspeise oder in Salaten.

Pikante Saucen und Dips

Zur Verfeinerung und Würzung von Saucen und Dips lassen sich Kräuter optimal verwenden. Alle Dips passen hervorragend zu knackigem Gemüse.

Mayonnaise klassisch

Für 4 Personen

Zutaten
- 2 Eigelb
- 1/2 TL Estragonessig
- 1 Prise Salz
- 1/4 l Sonnenblumenöl

Zubereitung: 25 Minuten

1 Eigelb (zimmerwarm) in einer Porzellanschüssel mit Salz und Essig gut verrühren.
2 Das Sonnenblumenöl (Zimmertemperatur) unter ständigem Rühren tropfenweise zugeben. Erst wenn die Mayonnaise dickflüssig wird, das restliche Öl langsam teelöffelweise dazufließen lassen.

Tip Einer der häufigsten Gründe, wenn Mayonnaise gerinnt: Es wurde zu kaltes Öl zugegeben, oder das Öl wurde zu rasch zugegossen.

Mayonnaise ohne Ei

Für 4 Personen

Zutaten
- 3 EL Mandelmus
- 150 ml warmes Wasser
- Saft von 1 Zitrone
- 1 TL Sojasauce
- 250 ml Weizenkeimöl
- Salz
- 1/2 TL Curry
- 1 EL Hefeflocken

Zubereitung: 20 Minuten

1 Mandelmus, warmes Wasser, Zitronensaft und Sojasauce pürieren.
2 Nach und nach das Weizenkeimöl hinzugeben (das Gerät dabei weiterlaufen lassen), bis sich die Masse mit dem Öl bindet.
3 Die fertige Mayonnaise mit Salz, Curry und Hefeflocken würzen.

Kräuterdip

Für 4 Personen

Zutaten
- 2 Becher Sanoghurt
- 1 Becher Crème fraîche
- Salz, schwarzer Pfeffer
- 1 Handvoll frische Kräuter, z. B. Petersilie, Dill, Kerbel, Schnittlauch und Basilikum

Zubereitung: 20 Minuten

1 Sanoghurt und Crème fraîche in einer Schüssel glatt rühren, mit Salz und Pfeffer abschmecken.
2 Die Kräuter fein zerkleinern und unter die Crème fraîche heben. Den Dip in kleine Portionsschälchen verteilen.

Tomatendip

1 Die Tomaten häuten, den Stielansatz entfernen, dann mit etwas Salz im Mixer pürieren.
2 Die Sahne steif schlagen, den Quark in einer Tasse glatt rühren und unter die Sahne heben.
3 Alle Zutaten vorsichtig vermengen und mit den fein gehackten Kräutern garnieren.

Für 4 Personen

Zutaten
- 6 reife Tomaten
- 4 EL süße Sahne
- 2 EL Quark, mittelfett
- Salz, schwarzer Pfeffer
- je 1 EL Basilikum, Thymian und Oregano

Zubereitung: 20 Minuten

Paprikapüree

1 Die Sahne steif schlagen.
2 Die Paprikaschoten waschen und einzeln im Mixer mit etwas Salz pürieren. Den Camembert in 3 gleiche Teile schneiden und jeweils zum Paprikamus zugeben und mitpürieren. Mit Paprikapulver abschmecken.
3 Auf 4 Tellern je 1 Esslöffel von jedem Paprikapüree anrichten und die Sahne unterheben. Mit Kresse garnieren.

Passt zu rohem Bleichsellerie, aber auch zu Vollkornbrot mit Blauschimmelkäse.

Für 4 Personen

Zutaten
- 150 ml süße Sahne
- je 1 rote, gelbe und grüne Paprikaschote
- 50 g reifer, weicher Camembert
- Salz, Paprikapulver, edelsüß
- 2 EL Kressegrün

Zubereitung: 30 Minuten

Currydip

1 Die Mayonnaise mit dem Quark glatt rühren und die Sahne unterheben.
2 Mit Currypulver, Salz und Pfeffer pikant abschmecken und servieren.

Tip Zum Abnehmen Sauerrahm statt Mayonnaise verwenden. Wenn Sie Gäste erwarten, können Sie eine große Platte mit verschiedenen Salaten und rohem Gemüse servieren. Dazu 4 verschiedene Dips anbieten: Kräuter-, Tomaten- und Currydip und Sauerrahm mit Salz und Pfeffer. Dazu können Sie Toastbrot, helles Vollkornbrot, Fladenbrot oder gerollte Crêpes servieren.

Für 4 Personen

Zutaten
- 2 EL Mayonnaise
- 2 EL Sahnequark
- 2 EL steif geschlagene Sahne
- 1 EL Currypulver
- Salz, weißer Pfeffer

Zubereitung: 10 Minuten (ohne Mayonnaise)

Für 4 Personen

Zutaten

- 300 g gemischtes Obst, z. B. Birnen, Erdbeeren, Heidelbeeren, Stachelbeeren und Weintrauben
- Saft von 1 Zitrone
- 200 g Käse, z. B. Camembert, Roquefort und Emmentaler schwarzer Pfeffer
- Zitronenmelisse

**Zubereitung: 25 Minuten
Zeit zum Durchziehen:
15 Minuten**

Für 4 Personen

Zutaten

- 500 g frische Erdbeeren, Himbeeren, Brombeeren, Heidelbeeren, Kirschen, Pfirsiche oder Aprikosen, je nach Jahreszeit (geputzt bzw. entsteint gewogen)
- 500 g Quark, 20 % Fett i. Tr.
- 2 EL Sahne
- 1 EL brauner Zucker
- 1 EL Honig
- je 1 EL Nüsse und Mandeln
- 1 Prise Zimt
- 1 EL Pistazien

**Zubereitung: 30 Minuten
Zeit zum Durchziehen:
10 Minuten**

Desserts

Bei allen Nachspeisen sollten Sie berücksichtigen, dass der Fruchtzucker oftmals schon als Süßstoff ausreicht.

Obst-Käse-Dessert

1 Die Früchte waschen. Die Birnen schälen, vierteln, in dünne Scheiben schneiden, die Erdbeeren entstielen und vierteln, die Weintrauben halbieren und entkernen. Die Früchte mit Zitronensaft beträufeln und zugedeckt ca. 15 Minuten im Kühlschrank ziehen lassen.

2 Den Käse in dünne Scheiben oder Ecken schneiden und auf 4 Tellern anrichten, Emmentaler mit Pfeffer würzen.

3 Die ganzen Heidelbeeren und Stachelbeeren sowie das geschnittene Obst neben dem Käse anrichten und mit Zitronenmelisse garnieren.

Variante Birne mit Roquefort ist eine klassische Nachspeise: Pro Person rechnet man 1 Birne und 25 Gramm Roquefort sowie 1 Esslöffel Sahne. Die Birnen werden halbiert und entkernt, der Roquefort wird mit Sahne verrührt. Auf jede Birne setzt man einen Käseklecks und eine halbe Walnuss.

Quarkspeise mit Früchten

1 Das Obst klein schneiden, den Zucker unterrühren und die Früchte ca. 10 Minuten ziehen lassen.

2 Den Quark mit der Sahne glatt rühren.

3 Die Nüsse und Mandeln klein hacken mit Zimt und Honig in den Quark rühren.

2 Abwechselnd Obst und Quarkmasse in 4 Glasschalen oder Sektschwenker schichten, dabei mit den Früchten beginnen und mit einer Lage Quark abschließen. Mit gehackten Pistazien und einer frischen Beere oder einem Stück Pfirsich je nach Wahl garnieren.

Schokoladeneis mit Birne

1 Eier, Zucker, Vanillezucker und Kakaopulver in einer Schüssel im warmen Wasserbad zu einer Creme rühren. In einer Schüssel mit kaltem Wasser und Eiswürfeln unter ständigem Rühren abkühlen lassen.

2 Die Sahne steif schlagen und unter die kalte Creme heben. Das Eis 4 Stunden im Gefrierfach oder im Tiefkühlschrank kalt stellen, dabei mehrmals herausnehmen und glatt rühren.

3 Die Birnen schälen, der Länge nach halbieren, entkernen, die Früchte in sehr feine Halbmonde schneiden und je eine halbe Birne auf einem Teller anrichten.

4 Zitronensaft, Himbeergeist und Ahornsirup verrühren, auf den Früchten verteilen und mit Pistazien bestreuen.

5 Das Eis portionieren und neben den Birnen anrichten. Ist das Eis nicht zartschmelzend, sondern hart, wurde es vermutlich zu wenig gerührt. Es gibt sowohl Speiseeisbereiter mit Handkurbel als auch strombetriebene, in denen die Eismasse automatisch umgerührt wird.

Tip Das Eis lässt sich gut kombinieren mit pürierten Erdbeeren, Pfirsichen oder Bananencreme (siehe Seite 91).

Für 4 Personen

Zutaten
- 2 Eier
- 40 g Zucker
- 1 EL Vanillezucker
- 1 EL Kakaopulver
- 1/4 l Sahne
- 2 reife Birnen
- Saft von 1/2 Zitrone
- 1 EL Himbeergeist oder Kirschwasser
- 1 TL Ahornsirup
- 1 EL gehackte Pistazien

Zubereitung: 40 Minuten
Tiefkühlen: 4 Stunden

Walnusseis mit Orangen

1 Eigelb mit Ahornsirup und Vanille schaumig rühren.

2 In einer anderen Schüssel die Sahne steif schlagen, vorsichtig unterheben und die Eismasse 1 Stunde im Tiefkühlschrank anfrieren.

3 Inzwischen die Walnüsse fein hacken oder mahlen, nach 1 Stunde in das Eis mischen und nochmals gut durchrühren.

4 In 4 Schalen füllen und 2 Stunden frieren lassen.

5 Kurz vor dem Servieren die Orangen schälen, filetieren und auf 4 Portionsteller verteilen. Das Eis mit dem Portionierer auf den Orangen anrichten.

Für 4 Personen

Zutaten
- 2 Eigelb
- 1 bis 2 EL Ahornsirup
- Mark von 1 Vanillestange
- 200 ml Sahne
- 60 g Walnüsse
- 2 Orangen

Zubereitung: 40 Minuten
Tiefkühlzeit: 3 Stunden

Zutaten
- 300 g Kirschen
- 1/2 l Sojamilch (gut gekühlt)
- 2 EL Birnen-Apfel-Kraut

**Zubereitung: 45 Minuten
Tiefkühlen: 2 Stunden**

Kirscheneis

1 Die Kirschen entkernen und im Mixer sehr fein pürieren, das Fruchtmus anschließend durch ein Sieb streichen.

2 Den aus den Kirschen gewonnenen Fruchtsaft (ca. 200 ml) im Mixer mit dem Apfel-Birnen-Kraut pürieren und die gut gerührte Sojamilch nach und nach zugeben.

3 Die fertige Creme in eine Schüssel mit kaltem Wasser und Eiswürfeln stellen und unter ständigem Rühren langsam abkühlen lassen, anschließend im Gefrierfach oder im Tiefkühlschrank mindestens 2 Stunden kalt stellen, dabei mehrmals herausnehmen und immer wieder glatt rühren.

Tip Sojamilch ist ein vollwertiger Kuhmilchersatz, hervorragend geeignet z. B. für Allergiker und alle, die sich ohne tierisches Eiweiß ernähren wollen oder müssen. Auch bei Milchzuckerunverträglichkeit ist Soja- oder auch Kokosmilch eine gute Alternative zu Kuhmilch.

Für 4 Personen

Zutaten
- 2 Boskopäpfel
- 1 Orange
- 2 Kiwis
- 50 g frische Litschis
- 1 Banane
- Saft von 1 Zitrone
- 1 EL Himbeersirup
- 50 g gehackte Haselnüsse

Zubereitung: 25 Minuten

Obstsalat für den Winter

1 Die Äpfel und die Orange schälen, in feine Würfel schneiden und gut mischen.

2 Die Kiwis schälen, der Länge nach halbieren und anschließend in dünne Halbmonde schneiden.

3 Die Litschis aus der Schale lösen, die Kerne mit einem kleinen Messer entfernen, die Früchte einmal in der Mitte durchschneiden und unter das fein geschnitttene Obst mischen.

4 Die Banane schälen, der Länge nach halbieren, in feine Halbmonde schneiden, um eine bräunliche Färbung der Banane zu vermeiden) und in den Obstsalat mischen.

5 Den Himbeersirup und die gehackten Haselnüsse verrühren und unter den Obstsalat ziehen.

Exotischer Fruchtsalat

Für 4 Personen

1 Apfelsaft, Zitronensaft und Honig verrühren und die Rosinen in der Sauce einweichen.

2 Die Haut der Mango einritzen und abziehen, das Fruchtfleisch in Scheiben vom Kern lösen und klein schneiden.

3 Die Papaya schälen, halbieren, die Kerne herausschaben und das Fruchtfleisch in kleine Würfel schneiden.

4 Kiwis schälen, der Länge nach vierteln und in dünne Dreiecke schneiden.

5 Die Feigen waschen, entstielen und vierteln.

6 Die Kerne der Melone herausschaben, das Fruchtfleisch in kleine Würfel schneiden.

7 Die Rosinen aus der Sauce nehmen und zusammen mit den restlichen Salatzutaten gut mischen.

8 Den Fruchtsalat in Cocktailgläser verteilen, kurz vor dem Servieren die Sauce darübergießen und mit Haselnüssen bestreuen.

Zutaten
- 1/4 l Apfelsaft
- Saft von 1/2 Zitrone
- 2 EL Honig
- 50 g Rosinen
- 1 Mango
- 1 reife Papaya
- 3 Kiwis
- 3 frische Feigen
- 1/2 Honigmelone
- 60 g gehackte Haselnüsse

Zubereitung: 35 Minuten
Einweichzeit: 1 Stunde

Tip Statt exotischer Früchte kann man auch Äpfel, Birnen, entsteinte Kirschen und geschälte Pfirsiche zu einem leckeren Salat mischen.

Bananencreme

Für 4 Personen

1 Die Sahne steif schlagen. In die steife Sahne das Vanillemark unterrühren.

2 Die Bananen im Mixer pürieren und mit Zitronensaft beträufeln.

3 Das fertige Bananenmus in vier Dessertschalen füllen. Anschließend mit einer Sahnehaube garnieren und mit der geraspelten Bitterschokolade bestreuen.

Zutaten
- 1/4 l Sahne
- Mark von 1/2 Vanilleschote
- 4 reife Bananen
- Saft von 1/2 Zitrone
- 1 EL geraspelte Bitterschokolade

Zubereitung: 15 Minuten

Variante Zum Verwöhnen Ihrer Lieben können Sie die Sahnehaube zusätzlich auch einmal mit einem Schuss Eierlikör beträufeln.

Für 4 Personen

Zutaten
- 1/2 Wassermelone
- 1 große Honigmelone
- 150 ml halbtrockener Weißwein
- 1 EL Cognac
- 2 EL Orangensaft
- Saft von 1/2 Zitrone
- 4 EL steif geschlagene Schlagsahne
- 1 EL gehackte Pistazien

Zubereitung: 35 Minuten

Melonenduett

1 Aus der Wassermelonenhälfte die Kerne sorgfältig herauslösen und mit einem Pariser Löffel kleine Kugeln aus dem Fruchtfleisch stechen (etwa ein Drittel). Das restliche Fruchtfleisch mit jeweils der Hälfte des Weißweins, des Cognacs, des Orangen- und Zitronensafts pürieren.

2 Die Honigmelone halbieren, das Fruchtfleisch herausschaben und ebenfalls mit dem Pariser Löffel Kugeln herausstechen. Das restliche Fruchtfleisch mit der anderen Hälfte der Saucenzutaten pürieren.

3 Beide Saucen in 4 flache Schüsseln oder Suppenteller gießen, mit einem Löffel kreisend locker ineinanderziehen und die Melonenkugeln darauf verteilen. Jede Portion mit etwas Schlagsahne garnieren und die gehackten Pistazien darüber streuen.

Melonen wirken vitalisierend, verschönern Haut und Haar, kräftigen Knochen und Zähne und schützen die Schleimhäute im ganzen Körper.

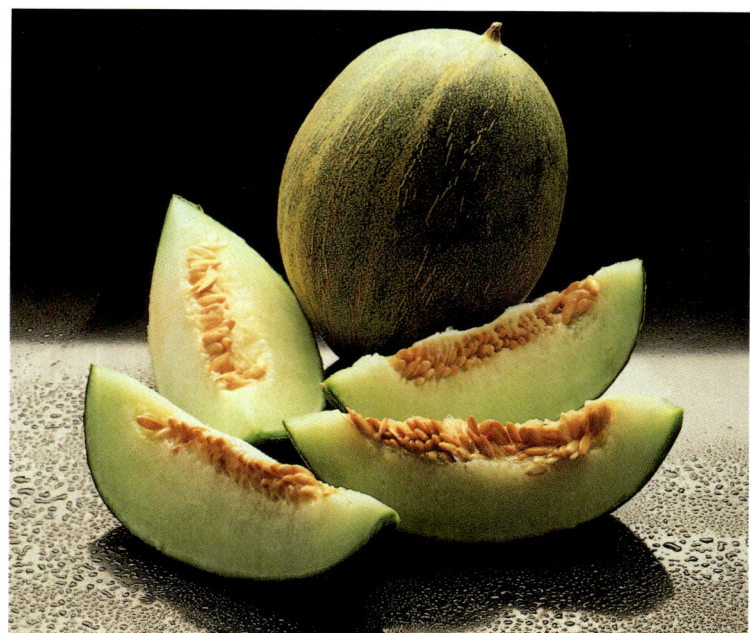

Cocktails, Shakes und Säfte

Als Aperitif oder anstelle einer Vorspeise ist »flüssige« Rohkost vorzüglich. Auch während einer Diät oder Saftkur eignen sich diese Getränke bestens, da sie viele Vitamine enthalten.

Tomatencocktail

1 Die Tomaten waschen, halbieren, entstielen, grob zerkleinern und zusammen mit Öl und Tabasco im Mixer pürieren.
2 Die Knoblauchzehe mit Salz zerdrücken, zusammen mit Pfeffer und Basilikum in den Tomatensaft rühren und 1 Stunde ziehen lassen.
3 Kurz vor dem Servieren den Rand von 4 Cocktailgläsern ganz leicht mit Wasser anfeuchten, in den Dill tauchen und den Cocktail in die Gläser füllen.

Tip Der Geschmack wird runder, wenn man die Tomaten kurz in siedendes Wasser taucht und die Schale abzieht.
Variante Ingwer-Tomaten-Cocktail: Den Cocktail zubereiten, wie oben beschrieben, nur ohne Kräuter. Stattdessen 10 eingelegte Ingwerfrüchte in Scheiben schneiden, mit 2 Esslöffel Tomatensaft pürieren und in die restliche Masse rühren.

Für 4 Personen

Zutaten
- 1 kg reife Tomaten
- 1/2 TL Sonnenblumenöl
- 1 Spritzer Tabasco oder Sojasauce
- 1 Knoblauchzehe
- Salz, Pfeffer
- 1 TL gehackter Dill
- 1 EL gehacktes Basilikum

Zubereitung: 20 Minuten

Rotweincocktail nach Schnitzerrezept

1 Eigelb und Honig verrühren.
2 Den Mandarinen- oder Blutorangensaft unterziehen, mit Rotwein aufgießen und den Cocktail in Gläser verteilen. Die Muskatnuss darüber streuen.

Tip Rotwein mit rohem Eigelb ist ein bewährter Stärkungstrunk, der früher vor allem genesenden oder körperlich sehr strapazierten Menschen verabreicht wurde. Vorsicht bei rohem Ei: Es sollte frisch sein und von freilaufenden Hühnern.

Für 4 Personen

Zutaten
- 2 Eigelb
- 1 EL Honig
- 4 EL Mandarinen- oder Blutorangensaft
- 1/4 l Rotwein
- 1 Messerspitze frisch geriebene Muskatnuss

Zubereitung: 10 Minuten

Für 12 Gläser

Zutaten

- 6 Kiwis
- 1/4 Liter Orangensaft
- 1/4 Liter Ananassaft
- 1/4 Liter Zitronensaft
- 1 TL Zucker
- 0,7 Liter Ginger Ale
- ca. 24 Eiswürfel

Zubereitung: 15 Minuten

Gingerbowle mit Kiwis

1 Die Kiwis schälen und in dünne Halbmonde schneiden.

2 Die Früchte zusammen mit dem – am besten frisch gepressten – kühlen Orangen-, Ananas- und Zitronensaft und 1 Teelöffel Zucker in ein Bowlegefäß einfüllen und 2 Stunden kalt stellen.

3 Kurz vor dem Servieren mit Ginger Ale auffüllen. In jedes Glas 2 oder 3 Eiswürfel geben und die Bowle servieren. Die Bowle sollte anschließend nicht mehr umgerührt werden!

Tip Machen Sie zur Abwechslung bunte Eiswürfel: In jedes Würfelfach ein zerkleinertes Stück Obst oder auch natürliche Lebensmittelfarbe geben, mit Wasser auffüllen und hinein damit ins Tiefkühlfach.

Info Ginger ist Ingwer. Ginger Ale (deutsch: Ingwerbier) ist ein alkoholfreies Getränk, das aus Mineralwasser, Ingweressenz, Zucker und Sodawasser hergestellt wird. Achtung: Manche Hersteller verwenden statt Ingwer spanischen Pfefferextrakt.

Für 4 Personen

Zutaten

- 2 reife Bananen
- 1/4 l Kokosmilch (ungesüßt)
- 500 ml Milch oder Sojamilch
- 1 EL Schokostreusel oder Carobpulver

Zubereitung: 10 Minuten

Bananenshake

1 Die Bananen schälen und in Stücke schneiden.

2 Alle Zutaten im Mixer pürieren, den Rand der Gläser leicht anfeuchten und in die Schokostreusel bzw. das Carobpulver tauchen.

3 Den Shake in die vorbereiteten Gläser abfüllen und sofort servieren.

Tip Kokosmilch gibt es im Reformhaus und im Asienladen zu kaufen. Ersatzweise kann man auch selbst Kokosmilch zubereiten, indem man 3 Esslöffel Kokosflocken in 150 Milliliter Wasser quellen lässt und anschließend mit den restlichen Zutaten püriert.

Über die Autorin

Christine Selius ist Köchin und Food-Journalistin. Nach Lehr- und Wanderjahren in Italien leitete sie die Küche eines vegetarischen Restaurants. Besonders wichtig ist es ihr zu zeigen, dass die Naturküche eine Feinschmeckerküche ist.

Literatur

Bircher-Benner-Handbuch für Frischsäfte, Rohkost und Früchtespeisen. Bircher-Benner-Verlag. Bad Homburg v. d. H. 1992

Bustorf-Hirsch, Maren: Keime und Sprossen in der Naturküche. Falken Verlag. Niedernhausen/Ts. 1988

Nöcker, Rose-Marie: Fit mit Rohkost. Sonne essen – ungekocht. Heyne Verlag. München 1992

Watzl, Bernhard und Leitzmann, Claus: Bioaktive Substanzen in Lebensmitteln. Hippokrates Verlag. Stuttgart 1995

Weber, Marlis: Im Rohkostparadies. Bircher-Benner-Verlag. Bad Homburg v. d. H. 1994

Anmerkung der Redaktion

Sie haben es sicher gemerkt, dass wir diesem Buch die neuen amtlichen Rechtschreibregeln zu Grunde/zugrunde gelegt haben

Hinweis

Das vorliegende Buch ist sorgfältig erarbeitet worden. Dennoch erfolgen alle Angaben ohne Gewähr. Weder Autorin noch Verlag können für eventuelle Nachteile oder Schäden, die aus den im Buch gemachten praktischen Hinweisen resultieren, eine Haftung übernehmen.

Bildnachweis

Bavaria, Gauting: 28 (Photo Shot), 36 (TCL); Bilder Pur, München: 38 (N.N.); Bilderberg, Hamburg: 33 (N.N.), 55 (Frieder Blickle); IFA-Bilderteam, Taufkirchen: 1 (Kabelitz), 4 (IPP), 10, 92 (AGE), 66 (Spence), 74 (E. Pott); Kerth Ulrich, München: Titelbild, 14, 31; Mauritius, Mittenwald: 6, 25, 57, 81 (Rosenfeld), 17 (Cupak), 20 (Ridder), 24 (Keyphoto), 47 (J. Beck), 53 (Hackenberg), 85 (Reinhard); Pasieka Alfred, Hilden: 8; Superbild, Grünwald: 43 (Eric Bach); Tony Stone, München: U4, 69 (Dietrich Rose).

Impressum

Redaktion:
Helga Staudinger

Projektleitung:
Stephanie Wenzel

Redaktionsleitung:
Dr. med. Christiane Lentz

Bildredaktion: Bettina Huber

Produktion: Manfred Metzger

Umschlag:
Heinz Kraxenberger, München

Satz/DTP: Klaus Lutsch

Druck:
Color-Offset, München

Bindung:
R. Oldenbourg, München

Printed in Germany

Gedruckt auf chlor- und säurearmem Papier

ISBN 3-517-01933-X

Rezepteregister